5-7, rue de l'Ecole-Polytechnique, 75005 Paris

www.editions-harmattan.fr

ISBN : 978-2-14-025374-4
EAN : 9782140253744

L'information du patient en imagerie médicale

Éthique et pratique médicale

fondée par Richard Moreau

Collection dirigée par Roger Teyssou

La collection « Éthique et pratique médicale » est une tribune qui permet à tous les acteurs du monde de la santé, professionnels, enseignants, administrateurs, économistes et patients d'exposer leurs opinions, de décrire leur expérience et de proposer des solutions aux problèmes posés par une profession en pleine mutation, et ce en toute indépendance et en conformité avec la déontologie et les bonnes pratiques médicales.

Dernières parutions

Bernard MARROT, *Politique d'organisation du système de santé en France,* 2022.

Patrice COUZIGOU, *Écologie interne et relation soignante, Médecine de la personne et de ses comportements*, 2022.

Julie LENOBLE-MARTIN, *Le droit d'accès aux soins des personnes sourdes en France*, 2021.

Alain GOLDCHER, *Bien vivre avec un « oignon ». Questions/réponses illustrées sur l'hallux valgus, le trouble statique le plus fréquent*, 2021.

Jeannot BAANITSE, *Soins palliatifs en RD Congo et en Afrique. Appel à la promotion et l'intégration,* 2021.

François MATH, *La recherche médicale française. Hier on la trouvait, aujourd'hui on la cherche,* 2021.

Jacques MORNAT, *Choix et médecine*, 2021.

Philippe VIARD, *On n'est jamais assez vieux pour faire un mort, Repenser les soins pour les personnes dans les services de longue durée*, 2021.

Justine DIEHL, *Vaccins, Entre méfiance et adhésion*, 2021.

Jean-Yves DE LA CAFFINIÈRE, *50 ans de pratique chirurgicale. Pensées parallèles,* 2021.

David LERICHE, *Equilibre et motricité chez les personnes âgées, la liaison œil-pied*, 2020.

Bernard JURTH, *Vivre mieux à tout âge grâce à l'ostéopathie, Suivi de Journal d'un voyage aux sources de l'ostéopathie*, 2020.

Laurence BARANES
et Jean-Marc ISRAËL

L'information du patient en imagerie médicale

Préfaces de Laurence Rocher, Alain Luciani
et Emmanuel Itti

L'Harmattan

Du même auteur

L'information du patient en Médecine Nucléaire, ISRAEL JM, L'Harmattan, juillet 2018

Le vent se lève !... Il faut tenter de vivre !
Paul Valéry, Le Cimetière marin

… et donc tu supprimeras un zéro de ces chiffres, transformant les centimètres en millimètres […], et ce faisant, tu te couillonneras toi-même…
Sandro Veronesi, Une prophétie (in « Un coup de téléphone du ciel », Grasset, 2014, à propos de la taille de métastases détectées en imagerie)

Sommaire

Préfaces

Grâce à ses améliorations technologiques, l'imagerie médicale est devenue quasi incontournable dans le parcours d'un patient. La constante augmentation de production d'examens radiologiques en est un reflet, et a nécessité une adaptation régulière des organisations. Nous voyons se développer les sociétés de téléradiologie, la mise à disposition des images et des comptes rendus en ligne, notre activité est contrôlée au vu de nos effectifs et de notre équipement… La place de l'information du patient au sein de l'équipe radiologique n'en est rendue que plus fondamentale et nous recentre en tant que soignant. Laurence Baranes et Jean-Marc Israël nous proposent un ouvrage complet, didactique, pédagogique, basé sur une expérience hospitalière enrichie par leur recul et leurs réflexions. Cet ouvrage est un hommage à la Radiologie clinique et l'Imagerie médicale, au service des patients, en lien constant avec les soignants.

Pre. Laurence Rocher, Membre du **C**ollège des **E**nseignants en **R**adiologie de **F**rance, responsable de l'enseignement « Le patient et son radiologue », responsable du groupe de travail sur la relation-patient au sein de la Société Française de Radiologie,

Cheffe du Service de Radiologie diagnostique et interventionnelle, Hôpital Antoine Béclère, APHP Paris

L'imagerie médicale, qu'il s'agisse de la radiologie ou de la médecine nucléaire, ont profondément changé les soins apportés aux patients. Les développements technologiques constants lors des dernières décennies, l'irruption plus récente encore des outils numériques et d'intelligence artificielle ne doivent cependant pas nous éloigner de notre rôle de médecins. C'est ce que nous rappellent ici fort utilement le Dr Jean Marc Israël et le Dr Laurence Baranes, respectivement spécialistes de médecine nucléaire et de radiologie du CHU Henri Mondor. Au-delà du strict et essentiel respect des règles, la réflexion qu'ils nous partagent aborde tour à tour les aspects psychologiques, éthiques et parfois spirituels prégnants lors de ce moment particulier de la restitution d'informations au décours d'un examen d'imagerie. Tous deux nous rappellent l'importance déterminante de cette étape d'information dans un parcours de soins, et soulignent l'importance des actions de formation déjà engagées auprès des médecins radiologues, médecins nucléaires et professionnels de santé paramédicaux sur ce sujet en France. Merci à Laurence et à Jean-Marc d'avoir su nous rappeler à quel point la relation médecin-malade et la manière d'informer le patient avec tact et mesure sont importantes.

Prs Alain Luciani, Directeur médical du Département médico-universitaire FIxIT (Fonction, Imagerie et Interventionnel Thérapeutique) et **Emmanuel Itti,** Chef du service de Médecine Nucléaire, Hôpitaux Universitaires Henri-Mondor, APHP Créteil

I. Introduction

« Et la rencontre avec le patient, elle est valorisée combien ? »

Cette remarque, dont l'impudence, pour ne pas dire l'obscénité, est absolue, a été émise par un étudiant lors d'un cours de spécialité d'imagerie au moment où était abordée la question de l'information directe du patient par le médecin « imageur ». Il ne s'agissait pas du tout de faire de l'humour, mais de dire que le temps du médecin spécialiste d'imagerie ne pouvait pas être consacré à ça, voir le malade…

Cette question a, néanmoins, le mérite de la franchise, puisqu'elle montre que l'étudiant estime nécessaire une rémunération spécifique pour un acte dont on comprend mal comment il pourrait ne pas être partie intégrante de tout travail médical. Elle traduit de plus un état d'esprit et une façon de faire courants dans les services considérés comme formateurs pour les étudiants. En effet, cette façon d'envisager un acte d'imagerie médicale, sans voir le patient, est presque ressentie comme habituelle dans certains établissements, souvent ceux qui prennent en charge des patients lourds, réalisent des examens complexes pour des malades dont le risque vital est engagé, et où sont formés les futurs radiologues ou autres spécialistes d'imagerie. On comprend alors combien l'information du patient pourrait passer en arrière-plan, très accessoire, de l'activité de ces médecins. Heureusement, depuis ces dernières années, la formation initiale des spécialistes en imagerie aborde ces sujets, de façon parfois encore incomplète ou insuffisante au regard des besoins affirmés par les patients, mais la démarche d'amélioration de la qualité de la prise en charge est engagée.

L'imagerie médicale est un domaine protéiforme, en évolution constante depuis des dizaines d'années. Elle comporte aujourd'hui de multiples sur-spécialités, en raison des techniques et modalités différentes qui peuvent être utilisées. On citera par exemple les différentes techniques d'imagerie en coupes que sont le scanner et l'IRM, par rapport à l'échographie, la radiographie dite conventionnelle ou la médecine nucléaire. Des connaissances particulières sont nécessaires à la bonne réalisation et interprétation des examens concernant les différents organes du corps humain et les différentes pathologies qui peuvent les atteindre. Un neuroradiologue se considérera peut-être comme peu compétent pour l'imagerie de la femme, par exemple, et un spécialiste de l'imagerie pulmonaire scannographique n'est pas forcément à l'aise avec un bilan échographique abdominal.

Et pourtant, parler au malade, l'informer, lui dire « la Vérité », lui donner les éléments lui permettant de comprendre les soins qui lui sont prodigués et obtenir son consentement pour ce faire, font partie des obligations d'un médecin envers son patient. Les textes qui s'imposent à nous, qu'ils soient jurisprudentiels ou qu'ils découlent d'une éthique bien comprise, affirmée par le serment d'Hippocrate prêté par tout médecin au moment de sa Thèse, l'affirment.

Mais de quelle vérité parle-t-on, quel médecin doit se charger de l'exprimer ? On peut aussi se demander dans quelles conditions cette vérité doit être dite, et à qui, si le sujet lui-même ne peut ou ne veut pas entendre cette vérité. Cette vérité elle-même, loin d'être univoque, peut-être vue simultanément comme une accumulation de données « scientifiques », un pronostic global comportant l'estimation d'une échéance temporelle et comprendre une description minutieuse d'un ensemble de risques. Elle est peut-être la résultante d'un ensemble d'items, comprenant aussi bien ces éléments objectifs que de multiples signes ou messages provenant du patient, de son entourage ou de l'ensemble des professionnels en charge de son accompagnement médical. De ce fait, comment parler de vérité pour ce qui perdrait toute valeur purement « objective » ? Pour les chrétiens, « La vérité sans amour n'est pas la vérité » (SS Benoît XVI), mais pour le médecin, on pourrait peut-être affirmer que la vérité sans humanité n'est pas tolérable ? Et, si vérité il y a, il n'est pas certain que nous la connaissions....

C'est à cette problématique que sont confrontés les médecins « imageurs ». Ils rencontrent, au mieux, nous le verrons plus loin, le patient de façon ponctuelle, mais les examens qu'ils réalisent apportent des éléments importants de diagnostic, de suivi de traitement ou d'évolutivité de la maladie. Et c'est cette notion d'une connaissance de faits réels sur la pathologie du malade qui provoque souvent, et à juste titre, une demande d'information immédiate de la part du patient ou de son entourage.

Nous verrons au fur et à mesure de l'avancée de ce travail, les exigences légales et réglementaires qui s'imposent actuellement aux professionnels, les façons de faire courantes des médecins et les questions qu'elles posent, avant d'aborder ce qui est pour nous le fond de la question, la place de l'information du patient dans sa prise en charge. Elle n'est sans doute pas la panacée aux angoisses des uns et des autres, mais certainement un élément nécessaire à la thérapeutique.

On peut aussi se demander ce que devient, dans ce cadre trop étroit, le colloque singulier, lieu d'échange, de découverte (de soi et) de l'autre autant que de la maladie. L'objectivité, voire la froideur, de l'information pragmatique, peut-elle, doit-elle s'accompagner d'autre chose, et alors de quoi ?

Nous comprendrons très vite qu'il nous est demandé de ne pas assener une vérité à un patient qui ne serait pas prêt à la reconnaître. Les philosophes (et les théologiens, depuis le Concile de Latran en 1215) qui se sont interrogés sur l'éthique ou la morale ont souvent réfléchi à ce thème. De même, le rôle dévolu aux soignants par la société, et celui dont on charge les patients eux-mêmes, sont sujets à débats, et le consensus est loin d'être acquis.

L'apparition de ces multiples problématiques dans le champ de la responsabilité médicale témoigne de leur importance aujourd'hui, et nous souhaitons que cette approche participe éventuellement à leur reconnaissance et leur prise en compte.

II. Éléments légaux et réglementaires

Si la rencontre entre malade et médecin ne peut et ne doit pas se réduire à un échange d'informations, elle doit évidemment en contenir. Ces informations, apportées par l'un et l'autre des protagonistes, doivent permettre au médecin de répondre aux diverses exigences scientifiques, morales, éthiques, sociétales, que nous aborderons plus loin, mais également plus simplement de se conformer aux lois et règlements qui encadrent sa pratique.

a. Code de la Santé Publique

Le Code de la Santé publique, dans sa version consolidée du 26 janvier 2014, comprend une première partie législative et une seconde réglementaire, divisées toutes deux en multiples parties, livres, chapitres, sections, sous-sections, paragraphes, articles et alinéas qui organisent les activités liées à la Santé sur l'ensemble du territoire national.

Le deuxième article de la toute première section (L1111.2) s'ouvre sur la phrase : « Toute personne a le droit d'être informée sur son état de santé ». D'emblée, nous comprenons qu'il ne faut pas confondre ce droit et une obligation qui serait faite à chacun d'entendre ce qu'il se refuserait à connaître, puisqu'il est dit quelques lignes plus bas : « La volonté d'une personne d'être tenue dans l'ignorance d'un diagnostic ou d'un pronostic doit être respectée, sauf lorsque des tiers sont exposés à un risque de transmission ».

Et c'est bien le médecin et l'ensemble de l'équipe soignante qui sont responsables de cette information : « Cette information incombe à tout professionnel de santé dans le cadre de ses compétences et dans le respect des règles professionnelles qui lui sont applicables ». On pourrait ébaucher ici un premier débat sur ce que le législateur entend par le terme « compétences ». S'agit-il des connaissances techniques et scientifiques du professionnel, un savoir qui le rendrait apte à informer, ou faut-il comprendre par là une capacité humaine à approcher l'autre sans trop le heurter, voire la validation d'une formation spécifique dans ce but ?

En effet, nous devons nous demander ce qui se passe dans les si mal nommées « consultations d'annonce », réalisées par des soignants formés à cet effet, où les patients se rendent souvent pour entendre non pas une annonce de diagnostic, celle-ci ayant souvent été faite auparavant par un médecin, souvent aujourd'hui encore peu formé à cet affrontement, mais des explications plus terre-à-terre sur les conséquences du diagnostic, des traitements, des processus de la prise en charge.

Ces premiers éléments nous permettent, en tout cas, de comprendre que si l'information est un droit absolu pour le patient, elle est simultanément une obligation pressante pour le soignant, en particulier le médecin.

La question suivante découle de l'obligation du « respect des règles qui lui sont applicables ». Dans ses commentaires de l'article 35 du code de déontologie médicale que nous allons approcher un peu plus loin, l'Ordre national des médecins répète simplement « les règles déontologiques qui lui sont applicables », ce qui n'explique rien.

La façon dont l'information doit être apportée est définie dans la loi par ces quelques mots : « Cette information est délivrée au cours d'un entretien individuel ». Pour le reste, le législateur préfère s'en remettre à des structures spécialisées : « Des recommandations de bonnes pratiques sur la délivrance de l'information sont établies par la Haute Autorité de Santé et homologuées par arrêté du ministre chargé de la santé ».

Jusque-là, rien que de très compréhensible. Là où les choses se compliquent, c'est lorsque la loi précise, toujours dans le même article : « En cas de litige, il appartient au professionnel ou à l'établissement de santé d'apporter la preuve que l'information a été délivrée à l'intéressé dans les conditions prévues au présent article. Cette preuve peut être apportée par tout moyen ». La preuve de ce qu'un patient aurait demandé, par exemple, à être tenu dans l'ignorance de son diagnostic. Peut-être aurait-il exprimé cette préférence à un moment donné, mais qu'en serait-il à un autre instant, ou encore n'aurait-il pas voulu être informé par un professionnel précis, pourquoi pas, mais un autre soignant aurait sans doute pu apporter cette information, ou bien même ne s'agirait-il que d'une certaine façon de faire, et une autre approche serait mieux adaptée ?

Ce texte est repris dans la partie réglementaire sous l'intitulé R 4127-35, article suivi de celui sur le consentement du patient, puis de celui sur la limitation des traitements, qui complète et précise :

« Le médecin doit à la personne qu'il examine, qu'il soigne ou qu'il conseille une information loyale, claire et appropriée sur son état, les investigations et les soins qu'il lui propose. Tout au long de la maladie, il tient compte de la personnalité du patient dans ses explications et veille à leur compréhension.

Toutefois, lorsqu'une personne demande à être tenue dans l'ignorance d'un diagnostic ou d'un pronostic, sa volonté doit être respectée, sauf si des tiers sont exposés à un risque de contamination.

Un pronostic fatal ne doit être révélé qu'avec circonspection, mais les proches doivent en être prévenus, sauf exception ou si le malade a préalablement interdit cette révélation ou désigné les tiers auxquels elle doit être faite. »

Les termes essentiels, pour nous, sont ceux « d'information loyale, claire et appropriée ». Il ne s'agit pas de vouloir asséner une vérité absolue, mais la désinformation, ou le mensonge systématique, sont proscrits. Une information appropriée est celle qui convient au patient pour la prise en charge optimale de sa pathologie et tous les professionnels reconnaissent qu'elle nécessite parfois de nombreuses étapes pour être admise, assimilée. Il faut aussi admettre que le médecin s'arroge le droit de juger, peut-être avec raison, de ce qui est bon pour le patient. Lui dénier ce droit serait certainement bien pire, puisque cela reviendrait à considérer que ses connaissances scientifiques pèsent peu face au ressenti du malade.

Par ailleurs, la notion d'information « loyale et claire » résonne étrangement lorsqu'on se souvient des atermoiements et des multiples variations de doctrine dans la crise sanitaire liée à la Covid-19, par exemple. Même si l'on ne tient pas compte des tentatives de manipulation de l'opinion publique et des querelles d'ego, force est de constater que les tentatives d'information loyale n'ont été que fort peu claires, et que lorsque les choses ont été dites clairement, elles n'étaient pas systématiquement loyales, même de la part de certains médecins…

Un autre mot mérite également un peu de réflexion, la « circonspection » avec laquelle un diagnostic fatal doit être évoqué. Cette « prudence, précaution, réserve, qui incite à ne négliger aucune circonstance avant d'agir », comme nous le dit le dictionnaire Larousse, nous invite à être très précautionneux, pour éviter d'effrayer le patient en lui annonçant un pronostic de mort plus ou moins imminente, au-delà du diagnostic qui nous incombe, même si chacun sait que la seule certitude de l'humain est bien sa nature mortelle.

Comme si, aujourd'hui, le patient était incapable de vérifier, sur internet notamment, les conséquences d'un diagnostic qui, lui, pourrait être annoncé de façon plus franche ! Et que penser du fait que l'entourage ait à savoir ce qu'il faut cacher au patient, impliquant ainsi que le malade serait un mineur incapable de gérer sa propre vie. Le médecin s'arroge de ce fait le droit de dissimuler l'inacceptable, de son point de vue, ce que son savoir perçoit, cette épée de Damoclès suspendue au-dessus de la tête de celui qu'on voudrait empêcher de décider pour lui-même.

Un autre texte légal plus ancien, la loi n° 2002-303 du 4 mars 2002, porte spécifiquement sur les droits des malades et la qualité du système de santé. Son chapitre I est intitulé : « Information des usagers du système de santé et expression de leur volonté ». Ce texte est réutilisé dans le Code de la Santé Publique actuel.

b. Code de Déontologie médicale

Le Code de Déontologie Médicale, dans sa version de Novembre 2012, reprend mot à mot le texte légal sur l'information du patient dans son article 35. Mais les commentaires du Conseil National de l'Ordre des Médecins (CNOM) sur cet article, datant d'octobre 2012, sont, eux, beaucoup plus fournis et tournent autour des trois adjectifs qualificatifs de l'information, qualificatifs déjà soulignés plus haut. Les phrases entre guillemets dans les paragraphes suivants sont tirées in extenso de ces commentaires.

Le droit à l'information du malade, et donc le devoir du médecin d'informer son patient, sont liés, pour le CNOM, aux faits suivants : « le premier reproche adressé aux médecins se résume par la formule : "Il ne m'a rien dit". Cela doit s'entendre souvent comme : "il ne m'a pas dit ce que j'attendais de lui" ou : "je n'ai pas compris ce qu'il m'a dit". Ce défaut d'information est la cause la plus fréquente des procédures engagées contre un médecin ».

Revenons sur les qualificatifs de l'information, « claire, loyale et appropriée ».

La clarté recouvre essentiellement l'intelligibilité de cette information, avec une

simplification des termes qui évitera un jargon trop spécialisé. Le médecin expliquera et répètera autant que nécessaire, en écoutant le malade reformuler éventuellement ce qu'il aura compris, ceci amenant à une simplification si nécessaire des explications concernant une situation complexe.

On perçoit d'emblée la difficulté de cet exercice. Il comporte à la fois une part de connaissances scientifiques objectives et une compétence psychologique suffisante de la part du médecin, qui permette la mise en place d'un dialogue avec le patient. Il implique tout autant des qualités indéniables de vulgarisateur de notions médicales parfois multivoques, voire contradictoires. Ces notions, d'ailleurs, auront vraisemblablement été discutées longuement lors des Réunions de Concertation Pluridisciplinaires (RCP), aujourd'hui obligatoires pour tous les dossiers de cancérologie, et qui permettent à des médecins spécialistes de différentes disciplines, chirurgiens, oncologues, spécialistes d'organes, spécialistes d'imagerie ou d'anatomie pathologique…, de confronter leurs points de vue. Cette confrontation concerne aussi bien le diagnostic positif, que les possibilités thérapeutiques ou les éléments pronostiques sur un dossier donné au regard des données scientifiques connues, de « l'état de l'art », des problèmes éthiques particuliers au contexte, etc…. Ces éléments du dialogue entre malade et médecin ne découlent donc pas forcément des connaissances ou des propositions propres de celui qui se confronte directement au patient, mais bien d'un consensus professionnel. Ces RCP mises en place suite aux travaux de l'Institut National du Cancer (INCa) constituent un apport fondamental à la prise en charge de qualité des patients en oncologie. Nous reviendrons rapidement sur les travaux de cet organisme.

« L'information doit être « appropriée » à la pathologie, au moment de l'évolution, aux traitements proposés et « selon le patient, enfin et surtout. Des troubles mentaux liés à la maladie ou à l'âge ne doivent pas a priori constituer une raison de se taire. Pour chaque personne au contraire il faut parler et expliquer, en exploitant toutes les possibilités de compréhension du patient, possibilités qui se révèlent dans leur étendue et leurs limites au cours de l'exercice. »

C'est le terme de « loyale » qui est essentiel pour cette instance. « On ne ment pas à quelqu'un qui doit être respecté. Cette loyauté ne signifie pas une franchise brutale, crue, sans cœur. Mais toute dissimulation ou tout mensonge est exclu, sauf en fonction des restrictions que nous allons voir, dont l'application devrait devenir plus rare. L'intention de tromper ou dol, est une faute en droit général ; elle peut être la cause de nullité d'un contrat et source de responsabilité.

[…] À ce devoir d'information du patient, il est une exception : le respect de la volonté exprimée par la personne d'être tenue dans l'ignorance d'un diagnostic ou d'un pronostic graves ».

Bien évidemment, la volonté affichée par un patient de ne pas connaître son diagnostic implique le plus souvent une angoisse de mort. Surtout, cette volonté pointe un doute concernant sa pathologie et une peur, non pas forcément de la maladie elle-même, mais souvent du terme de « cancer » qui recouvre pour ce patient-là une souffrance liée à des antécédents familiaux ou amicaux, par exemple. L'un des éléments nécessaires alors à la participation du patient à ses traitements et à leur tolérance, passe peut-être par la résolution de ce problème. Il est souvent possible d'amener le patient à comprendre cette angoisse au cours d'un travail qui peut être long et difficile, mais souvent indispensable à la prise en charge du malade.

Le refus de connaître un diagnostic, ou un pronostic, a également été longuement commenté par l'ordre des médecins et les phrases suivantes sont tirées quasiment in extenso de ces commentaires. Notons d'emblée que la justice ne semble pas avoir eu à se prononcer récemment sur un contentieux portant sur un désaccord à propos de ce refus.

« À ce devoir d'information du patient, il est une exception : le respect de la volonté exprimée par la personne d'être tenue dans l'ignorance d'un diagnostic ou d'un pronostic graves.

Toutefois, cette exception ne peut s'appliquer lorsque des tiers sont exposés à un risque de contamination. [...]

Ces informations pourront nécessiter plusieurs entretiens.

Les progrès de la médecine font que certains diagnostics jadis désespérants ne sont plus aujourd'hui synonymes d'incurabilité. Il n'est plus question aujourd'hui de taire un diagnostic. Mais il y a la façon de dire, qui compte beaucoup. Ou de laisser deviner. Une mauvaise nouvelle est en soi, source de détresse, détresse que l'on peut réduire au minimum en se montrant sensible et solidaire. Interviennent alors l'empathie et l'expérience du praticien, pour rendre service sans désespérer, pour rester proche de la vérité sans abandonner.

Les professionnels de santé doivent être formés à la gestion de ces situations d'annonce d'un diagnostic ou d'un pronostic grave où la communication est essentielle. L'acquisition des techniques nécessaires à cette fin devrait être généralisée au même titre que l'est la formation clinique.

Lorsque le pronostic est fatal et que la vie est menacée à brève échéance, le patient doit le savoir, parce qu'il est le premier concerné ou qu'il a des dispositions à prendre en vue de sa probable disparition.

D'une façon générale, l'authenticité de la communication est un élément important de la confiance.

Si le patient a fait part au médecin de sa volonté de rester dans l'ignorance de ce pronostic, sans s'opposer à toute révélation, il convient de prévenir les membres de la famille, un proche ou la personne de confiance pour qu'ils apportent leur soutien à la personne malade et prennent les dispositions nécessaires. Le rôle du médecin est facilité lorsque le patient a précisé ses souhaits dans des "directives anticipées". »

Ces commentaires, précis et argumentés, semblent suffisants pour clarifier une question de moins en moins fréquemment posée par les patients eux-mêmes, a priori en raison de la disponibilité actuelle de l'information, bonne ou mauvaise, essentiellement sur Internet. Nous verrons plus loin que ce n'est pas le cas pour l'entourage ou les « aidants naturels », qui, eux, sont souvent demandeurs d'une grande discrétion, souvent mal fondée, vis-à-vis du malade.

Pour résumer cette toute première partie, on peut donc dire qu'**informer le patient**, pour un spécialiste en imagerie médicale**, ce n'est pas l'obliger à entendre** un diagnostic, **c'est le préparer à comprendre** un processus thérapeutique (article 7 de la Charte de la Médecine Nucléaire, septembre 2020). Cette distinction nous semble absolument fondamentale, et elle seule va nous permettre de poursuivre.

c. Cour de Cassation

Depuis plusieurs arrêts de la Cour de Cassation, dont celui de février 1997 (arrêt Hédreul, Civ. 1, n° 94-19685), la preuve de l'apport de l'information au patient et de sa qualité doit être apportée par le médecin en cas de litige. Cette obligation a été confirmée depuis à de très nombreuses reprises par la Cour. Ce que l'on pourrait appeler « l'exception de gravité » est un élément dont nous avons déjà parlé.

Mais la haute juridiction va plus loin. Elle impose à chaque médecin intervenant, et notamment aux radiologues, de donner une information compréhensible. En date du 16 janvier 2013, un arrêt (Cass. Civ 1, 16.1.2013, N° 14) estime qu'un médecin ne peut pas s'en remettre à un autre pour informer un patient sur son état de santé. Pour la justice, chaque praticien doit une explication au patient et un compte-rendu envoyé à un confrère « adresseur » ne dispense pas de cette obligation. L'affaire suivante se trouve à l'origine de ce jugement : un médecin avait envoyé son patient vers un radiologue pour un examen de contrôle, cinq ans après une opération. Le radiologue s'était contenté d'un compte-rendu au médecin demandeur, rédigé en termes professionnels, sans rien indiquer de précis au patient. Il estimait que son rapport était rédigé en termes parfaitement clairs pour le médecin demandeur qui se chargerait, en revoyant le patient, de les lui expliquer et d'envisager avec lui les conséquences des constatations radiologiques. Ce n'est pas l'avis des juges qui expliquent que même si ce médecin demandeur est le médecin traitant, il n'est pas seul en charge du devoir d'information. Le spécialiste ne pouvait pas se décharger sur lui de l'obligation d'information, car elle incombe à tout professionnel de santé, sauf urgence ou impossibilité d'informer. La responsabilité du radiologue était donc engagée dans un éventuel retard de soins, lui-même potentiellement péjoratif pour le malade.

Nous n'avons pas connaissance d'un contentieux sur ce thème qui serait remonté jusqu'à la Cour Européenne des Droits de l'Homme. Par ailleurs, les dispositions prises pour l'information du patient par les médecins réalisant des examens complémentaires varient selon les états. En Suisse, par exemple et bien qu'elle ne fasse pas partie de l'Union européenne, il a été décidé que l'information était apportée au patient par le médecin demandeur de l'examen. Ainsi le spécialiste d'imagerie est dédouané de toute obligation sur ce plan, mais peut-être est-il, au moins partiellement, transformé de ce fait en un technicien moins centré sur l'humain que sur les performances intrinsèques de son matériel. On peut, de plus, se demander s'il n'y a pas de déperdition de la qualité dans la transmission de cette information par le filtre de deux interprétations successives, celle de l'image, puis celle de l'interprétation propre du médecin ayant réalisé l'examen ?

d. La Haute Autorité de Santé

Comme nous l'avons vu, la loi précise que les Bonnes Pratiques de l'apport d'information sont fixées par la Haute Autorité de Santé (HAS). Pour ce qui concerne les hôpitaux, depuis 2010, la référence 11 du Manuel de Certification des Établissements de Santé, intitulée « L'information, la participation et le consentement du patient » comportait entre autres deux critères, le 11a correspondant à l'information du patient sur son état de santé et les soins proposés et le 11b sur le consentement de ce patient et sa participation aux soins. La présentation de cette référence précisait simplement :

« L'évolution des représentations et du droit fait du patient un partenaire et un acteur de ses soins.

[...] Le respect de ces droits à l'information et au consentement est un objectif essentiel pour les établissements de santé et leurs professionnels, qui doivent mettre en place des organisations pertinentes destinées à faciliter leur exercice ».

Les visites de certification, lorsqu'elles portaient sur ce thème, ce qui n'était malheureusement de loin pas systématique, auditaient l'organisation mise en place, la pratique réelle des établissements ainsi que les systèmes d'évaluation et les actions d'amélioration prévues et réalisées.

Dans le cadre de ce travail, nous aurions pu nous intéresser également à la référence 22 qui concernait les services d'imagerie en général et comportait les critères 22a sur les demandes d'examen et le rendu des résultats, et la démarche qualité au sein de ces services dans le critère 22b. Malheureusement, l'information au patient en ce qui concerne les résultats des examens d'imagerie n'est pas abordée dans ces critères, et l'apport direct d'information au patient par le médecin « imagier » n'était donc pas un élément essentiel pour la HAS, qui divergeait de la Justice sur ce point.

Nous pourrions également regarder de plus près la référence 26b, spécifique aux services porteurs de risques potentiels majeurs pour les patients. La Médecine Nucléaire, spécialité d'imagerie incluant la TEP, ou la radiologie interventionnelle, y avaient été classées en raison de leurs risques réels, ou de l'utilisation de produits radioactifs en sources non scellées et donc potentiellement à l'origine d'une contamination. Dans la présentation de cette référence, il était précisé que « l'information [du patient] sur les soins incluant une présentation objective du rapport bénéfices / risques, le respect de sa dignité et de son intimité, son écoute, sa prise en charge globale, son suivi et l'évaluation de son expérience des soins contribuent à l'amélioration de la qualité et de la sécurité des soins ».

Ces notions faisaient partie des éléments d'appréciation principaux pour les experts-visiteurs missionnés par l'HAS. L'information du patient et son écoute étaient donc clairement identifiées, cette fois, comme processus importants de l'amélioration continue de la qualité et de la gestion des risques liés aux soins, mais la présentation des résultats des examens n'était pas évoquée. En effet, cet item portait sur un éventuel refus de soins du patient, puisqu'il s'agissait là de services potentiellement à risques majeurs. On comprend de ce fait que le patient devait pouvoir accepter ces soins en toute connaissance de cause. Par contre, pour ce qui concerne les examens diagnostiques, comme ceux proposés par la médecine nucléaire ou la radiologie, dont le risque pour le patient est faible ou inexistant, le résultat de l'examen et sa présentation au patient n'étaient pas évoqués.

Pour la prise en charge des patients en dehors des circuits hospitaliers, la HAS propose sur son site internet plusieurs entrées sur les droits et l'information du patient, aussi bien pour des patients hospitalisés que ceux pris en charge de façon ambulatoire, par des médecins hospitaliers publics ou libéraux.

Cette instance a également émis des recommandations de bonnes pratiques cliniques sur l'information du patient regroupées en mai 2012 dans un fascicule intitulé « Délivrance de l'information à la personne sur son état de santé, principes généraux », dont le chapitre 1 porte sur le contenu et la qualité de l'information, et le 2 sur les modalités de la délivrance de cette information. Ce travail ne porte pas spécifiquement sur l'information apportée au patient par le spécialiste en imagerie médicale, mais il est suffisamment général pour permettre d'y trouver quelques pistes d'amélioration si besoin.

Des changements conséquents sont survenus depuis la parution de la nouvelle version du « Manuel de certification des établissements de santé pour la qualité des soins » de septembre 2021. En effet, le titre de l'introduction au Manuel est le suivant : « La certification de la Qualité des soins : « Patients, soignants, un engagement partagé ». Cette introduction précise d'emblée la nécessité de s'appuyer « sur le point de vue des patients sur leur expérience [...] en terme d'appréciation du parcours dans l'établissement (l'accueil, les informations transmises...) ». La conception même de ce Manuel, divisé en 3 chapitres, eux-mêmes déclinés en objectifs puis en critères, se trouve profondément modifiée, avec en chapitre 1, « Le patient », et en objectif 1.1 « Le patient est informé et son implication est recherchée ».

Le critère 1.1-01 est le suivant « Le patient reçoit une information claire et adaptée à son degré de discernement sur son état de santé, les hypothèses et confirmations diagnostiques ». La HAS s'aligne donc, dans ses degrés de priorité, sur le Code de la Santé publique. L'incipit de ce critère est le suivant : « L'information du patient est essentielle pour qu'il exerce ses droits et recours, fasse des choix éclairés, et pour éviter les incompréhensions. Le professionnel de santé doit s'assurer de la compréhension des informations délivrées. Il utilise des modes de communication et d'information adaptés prenant en compte chaque situation (handicap, maladie chronique, mineurs, précarité…). Une attention particulière devra être portée à l'annonce d'une mauvaise nouvelle. » Il est également précisé : « Le patient, sans avoir à le demander, est informé sur son diagnostic (hypothèse, confirmation), son état de santé, ses traitements, ses soins, la durée prévisionnelle de sa prise en charge, etc. […] L'équipe témoigne de l'information donnée au patient ».

On retrouve ici quasiment mot pour mot des extraits des textes jurisprudentiels que nous avons évoqués plus haut, plaçant le patient au cœur du système de santé, et faisant de son information un prérequis à la qualité des soins. Ce changement significatif de point de vue de la HAS est un témoignage direct des modifications sociétales en cours dont nous parlerons plus loin.

e. L'Institut National du Cancer (INCa)

Créé en 2004 et fonctionnel depuis 2005, l'INCa est devenu un acteur important de la lutte contre le cancer en tant qu'organisateur et promoteur de travaux concernant tous les aspects de ces pathologies et le suivi des « plans cancer ».

Il est, entre autres, à l'origine des dispositifs d'annonce, considérés comme un temps fort du parcours de soin et qui comprennent 5 étapes successives : le temps d'annonce de la suspicion de cancer, puis la confirmation du diagnostic, suivi du temps dédié à la proposition thérapeutique, du temps d'accompagnement soignant paramédical et finalement de la consultation de synthèse. Ces temps d'annonce sont explicités dans des publications spécifiques, notamment celle intitulée « Évolution du dispositif d'annonce d'un cancer / Référentiel organisationnel » datant de septembre 2019.

Une consultation de pré-annonce y est préconisée au décours d'examens particulièrement informatifs comme les examens d'imagerie, et leur mise en place progressive va impacter directement la pratique quotidienne des médecins spécialistes en imagerie médicale chargés d'examens oncologiques. En effet, dans le chapitre « Le temps d'annonce de la suspicion d'un cancer », il est précisé :

« Cette annonce a généralement lieu dans un cabinet de ville et respecte les modalités définies précédemment pour favoriser l'instauration d'une relation basée sur empathie et humanité (espace de confidentialité, savoir être…). Elle doit être réalisée au plus vite par le médecin après qu'il ait pris connaissance des résultats anormaux :

- soit le professionnel de santé qui a effectué l'examen d'orientation diagnostique et remet les résultats au patient : médecin spécialiste en imagerie, spécialiste d'organe, biologiste ;
- soit le médecin prescripteur de l'examen diagnostique : médecin traitant ou spécialiste d'organe (qui en informera alors le médecin traitant).

[…]

Professionnel de santé ayant réalisé l'examen à orientation diagnostique : spécialiste en imagerie, spécialiste d'organe, biologiste :

Le professionnel jusqu'à présent peu impliqué dans une relation avec le patient et ne connaissant donc pas son histoire, l'informe, sans dramatiser, de l'existence d'anomalies/de résultats anormaux, ne permettant toutefois pas à ce jour de poser un diagnostic de certitude. Il incite donc le patient à consulter son médecin traitant/médecin prescripteur de l'examen, pour envisager les suites à donner et bilans complémentaires à réaliser. Il est important, lors de ce temps d'annonce, de rester prudent et factuel. Il s'agit à ce niveau d'être un véritable relais de communication avec le médecin prescripteur de l'examen :

- en l'informant des résultats anormaux de l'examen (un contact téléphonique est recommandé puis l'envoi d'un courrier) ;
- en obtenant, lorsque c'est possible, un rendez-vous pour le patient dans un délai court. »

Les documents proposés par l'INCa ont destination à avoir force réglementaire de façon progressive, et complètent de façon spécifique les textes de la HAS sur le même sujet.

III. Les étapes de l'information du patient

a. La prise de rendez-vous

Il s'agit aujourd'hui pour les patients ambulatoires nécessitant un examen d'imagerie soit d'une prise de rendez-vous téléphonique, soit en présentiel direct. Les structures de santé actuelles n'ont pas, en France, adopté de façon généralisée de système informatique automatisé pour ces patients en raison des explications nécessaires à la réalisation pratique de l'examen. On considère, en général, que les informations apportées par un site ou un menu déroulant sont moins bien suivies et moins bien comprises, notamment par des patients âgés, plus susceptibles de faire appel aux services d'imagerie pour des pathologies importantes.

La première information est, de ce fait, apportée par des personnels de secrétariat, ayant une connaissance globale, mais parfois incomplète, de la réalisation pratique des examens, et de plus non compétents pour apporter des réponses médicales ou paramédicales du type « pourquoi mon médecin demande-t-il cet examen ? » ou « que va-t-on voir sur les images ? ». L'organisation des services ne permet que rarement de trouver systématiquement un interlocuteur capable de prendre en charge immédiatement ce type de demandes, qu'elles soient pertinentes ou non.

Un secrétariat médical, éventuellement regroupé ou déporté, est donc dans l'immense majorité des cas le point d'entrée du patient « externe » dans les filières d'imagerie, lieu où il ne sera possible d'apporter que quelques renseignements techniques sur l'examen prescrit.

Pour les malades hospitalisés, les demandes sont faites par les médecins des services d'hospitalisation, et le patient, le plus souvent, n'est absolument pas informé des implications pratiques de l'acte, quand il est au courant de la date, ou, par chance, de l'heure, de sa réalisation. Nous ne parlerons pas ici des problèmes de communication insuffisante, voire inexistante, à l'intérieur d'une unité de soins, entre professionnels ou entre les secrétariats et les différentes catégories de soignants. Combien de fois sommes-nous interpellés par une personne affolée parce qu'un proche doit venir la voir, ou qu'on l'attend dans sa chambre alors que l'examen semble terminé depuis longtemps ? Combien de fois, aussi, un patient qui devrait être à jeun ne l'est pas, ou une thérapeutique pouvant fausser des résultats ou contre-indiquant l'acte n'a pas été arrêtée, parce que les infirmières étaient au courant, mais pas les aides-soignants, ou réciproquement….

Malgré tout, cette toute première étape de la prise en charge en imagerie permet globalement la réalisation des examens nécessaires, souvent parce que pour ceux exigeant des prérequis particuliers, des protocoles de validation médicale sont en place, ainsi que des contrôles, téléphoniques par exemple, répétés, nécessaires à la garantie de la présence du malade dans les locaux au moment voulu et dans des conditions satisfaisantes.

La formation des personnels de secrétariat reste toutefois un point faible de cette prise de rendez-vous, non pas qu'il manque fréquemment des données administratives des demandeurs, mais simplement parce que ces personnels parfois surchargés de travail et confrontés à de multiples tâches, ne savent souvent pas comment « se sortir » de situations plus délicates, que ce soit au téléphone ou directement face à des personnes angoissées, voire agressives, par exemple, comme dans de nombreuses zones d'accueil des hôpitaux. L'organisation interne et l'architecture de ces zones d'accueil n'a, de plus, très souvent pas été pensée pour recevoir un flot de patients parfois important. On en veut pour preuve l'impossibilité du respect du secret médical le plus élémentaire dans les queues qui se forment devant un bureau ou un accueil, sans aucune intimité possible, ou chacun entend l'ensemble des coordonnées personnelles de ceux qui l'entourent, apprend l'examen qui va être réalisé pour son voisin quand ce n'est pas son diagnostic ou des éléments de son évolutivité (« Ça va mieux, Madame Martin, vous avez bien supporté votre chimiothérapie cette fois-ci », « vous avez déménagé, vous êtes maintenant à… », « votre numéro de téléphone est bien le 06… »).

Ces divers problèmes sont bien connus, et reconnus par les professionnels, mais leur résolution se heurte à des problèmes budgétaires évidents (surfaces allouées aux accueils et salles d'attente, nombre et formation des agents chargés de l'accueil, séparation et isolation des locaux, créations de circuits d'entrée séparés selon le type de patients, etc.). On peut espérer éventuellement une amélioration imposée entre autres par les visites de certification de la HAS, mais il est plus probable qu'il faudra que les associations de patients et d'usagers, voire la justice saisie par eux, se saisissent de ces problèmes pour que des solutions commencent à être apportées autrement qu'au cas par cas.

b. La réalisation de l'examen

Les examens d'imagerie médicale sont de types très variés, facilement complexes dans leur réalisation, et si certains médecins (non spécialistes en imagerie) sont parfaitement au fait des indications de ces examens, un grand nombre ne peuvent connaître les dernières nouveautés ou les évolutions de ceux qui s'écartent trop de leur pratique quotidienne. On comprend alors que les renseignements qu'ils peuvent fournir à leurs patients puissent être parfois succincts, voire erronés, d'autant que certaines pratiques peuvent varier selon les services d'imagerie. Ces explications seront donc fournies et complétées par le service où aura lieu l'examen.

Une première explication est apportée lors de la prise du rendez-vous, comme nous venons de le voir, et sera complétée par le Manipulateur en électro-radiologie médicale, de façon très précise. Il arrive que les patients demandent des informations plus spécifiques ou plus purement médicales, et il faut impérativement qu'un médecin soit présent, comme cela est la règle, pour pouvoir répondre à ces questions.

c. Les résultats de l'examen

Bien entendu, c'est à ce stade que le plus grand nombre de questions est posé, et c'est bien là le centre de ce travail. On admet que plus la pathologie peut être lourde de conséquences, plus l'information du patient est importante, et plus il peut être difficile de l'apporter. Encore une fois, il ne s'agit pas d'imposer quoi que ce soit au malade, mais bien de lui proposer une approche diagnostique qui lui permettra de mieux appréhender la suite de sa prise en charge après que le diagnostic lui aura été confirmé par son médecin traitant ou celui qui le prendra en charge de façon spécifique (oncologue, hématologue, chirurgien…).

IV. Pratique, état des lieux de la réflexion

a. En radiologie

1. Information du patient

Comme nous venons de le dire, la médecine actuelle requiert de plus en plus d'examens d'imagerie, que ce soit dans le cadre du dépistage ou du diagnostic d'une pathologie, ou de sa réévaluation thérapeutique par exemple. Ces examens peuvent être source de stress pour les patients en raison de l'acte lui-même, mais surtout du résultat. Le radiologue est donc de plus en plus en interaction avec le patient pour lui expliquer le déroulement d'un examen, lui donner des résultats, et parfois lui annoncer une mauvaise nouvelle. Il est en première ligne, c'est souvent lui qui découvre les anomalies et qui doit trouver les premiers mots, sans disposer le plus souvent du dossier du patient et de la « carte thérapeutique » qui permettraient de rassurer le patient en établissant avec lui un projet de soin. Cette tâche est d'autant plus difficile que la plupart du temps, ce médecin imagier n'a reçu qu'une formation spécifique limitée sur ce plan.

De plus, la relation est souvent brève, majoritairement unique. Le médecin ne connaît pas l'état somatique ou psychique du patient et ne sait pas toujours ce qui lui a été dit sur sa maladie. Le risque est de commettre des erreurs ou d'adopter un comportement d'évitement, ce qui peut avoir un effet néfaste. D'où l'importance du travail en réseau et du dossier médical partagé, notamment de la rubrique « information donnée ».

Les recommandations de l'annonce de la mauvaise nouvelle ont été bien décrites par de nombreux auteurs en cancérologie générale. Trois messages se détachent *(Buckman et al., Talking to patients about cancer : no excuse now for not doing it, BMJ 1996 ;3 1 3 : 699-700)* :

- Procéder par étapes pour permettre au médecin de s'adapter à ce que le patient peut entendre
- Identifier les émotions principales (déni, évitement, colère)
- Adopter une attitude « empathique » (?)

À peu près tout le monde s'entend sur la nécessité de délivrer une information au patient dans au moins 3 situations :

- Les patients qui le demandent
- La découverte d'une lésion potentiellement grave
- La découverte d'une lésion inattendue.

Parfois, du fait du rythme d'interprétation des examens, le médecin radiologue commence à lire l'examen lorsque le patient est déjà parti. Dans les cas de découverte d'une lésion potentiellement grave ou inattendue, il faudra que l'organisation de la structure permette de rappeler le patient pour s'entretenir avec lui, ou au moins lui donner des explications (sur son compte rendu lorsque celui-ci viendra le chercher, par exemple, ou la marche à suivre pour une prise en charge optimale).

On pourra isoler quelques situations particulières :

- Gérer le patient « déçu » par un résultat d'examen normal, n'expliquant pas ses symptômes.
- La mise en évidence de lésions potentiellement graves qu'aucun signe ne laissait prévoir, au cours d'un bilan systématique. S'il n'est pas possible de dire que l'examen est normal, il est difficile d'annoncer une réalité trop brutale que le patient peut avoir des difficultés à entendre. On peut

mentionner un doute et la nécessité de préciser ce doute par d'autres examens, mais cela fera naitre assurément une inquiétude chez le patient. Dans cette situation, l'émotionnel l'emporte souvent, rendant difficile une communication sereine, ainsi que cela avait déjà été souligné par exemple par Michel LEJOYEUX dans une communication à l'Académie Nationale de Médecine en octobre 2011 (Contenu de la relation médecin-malade : place des modèles psychologiques).

- Les patients à risque génétique vivent dans l'incertitude, ils subissent une surveillance annuelle rituelle. Alors qu'ils n'ont aucun symptôme, plane sur eux le risque d'une découverte diagnostique et d'un traitement potentiellement mutilant, situation susceptible de majorer l'angoisse notamment dans la période qui précède les examens de dépistage
- Citons aussi le cas de la personne âgée ou dépendante. Si la tendance naturelle est de s'adresser à la personne accompagnante, il convient de ne pas délaisser la personne âgée en l'excluant d'un dialogue qui la concerne
- Citons enfin le cas particulier de l'enfant malade, et de la nécessité d'intégrer une communication avec plusieurs intervenants : les parents, et l'enfant, chacun avec sa perception, son angoisse, ses interrogations.

Le rôle du radiologue est aussi particulier, car il réalise un examen à la demande d'un autre médecin et se place dans une relation complexe, triangulaire. D'une part, il doit se positionner par rapport au médecin demandeur qui pourrait parfois vouloir garder l'exclusivité de la communication avec le patient et doit, de toute façon, s'assurer d'avoir un discours compatible avec celui du médecin demandeur. D'autre part, il doit se positionner par rapport au patient qui ne connait pas toujours les rôles respectifs des différents spécialistes.

Dans les années 1960, les médecins demandeurs considéraient que les résultats devaient leur être communiqués directement et que le radiologue n'avait pas à établir de relation directe avec le patient. Celui-ci n'était pas considéré comme un consultant à part entière, mais comme un prestataire du médecin prescripteur. Dès 1977, Berlin s'interrogeait sur le rôle du radiologue dans la relation complexe entre le médecin demandeur de l'examen radiologique et le patient : est-ce que le radiologue devait être considéré comme le « doctor's doctor » ou comme le « patient's doctor » ? (*Berlin L. The radiologist: doctor's doctor or patient's doctor. AJR Am J Roentgenol. 1977 Apr ; 128(4) : 702)*.

Le dépistage en mammographie a ouvert la voie à l'interaction directe du radiologue avec la patiente pour la communication des résultats en raison de l'absence de médecin demandeur. Le défaut ou l'absence de communication constitue même une des causes les plus fréquentes de procès intentés par les patients contre les radiologues aux États-Unis.

Le développement de la mammographie, de l'échographie et de la radiologie interventionnelle a aussi modifié la vision de la place du radiologue dans l'équipe médicale et explique qu'il soit de plus en plus en interaction avec le patient.

Les recommandations établies dans la littérature concernant les relations médecins-malades sont plus spécifiquement axées sur la relation avec les cliniciens ou les oncologues et la discussion de schémas thérapeutiques avec le patient. Leur inadéquation avec la pratique de la radiologie nécessite le développement d'outils spécifiques visant à améliorer les compétences de communication des radiologues.

Les radiologues, mais aussi les cliniciens, restent encore souvent réticents à la communication directe des résultats aux patients surtout si l'examen est anormal (*Vallely SR, Mills JO. Should radiologists talk to patients? BMJ. 1990 Feb 3 ; 300(6720) : 305–6)*. Dans l'étude de Levitsky, 89 % des radiologues sont d'accord pour donner les résultats directement au patient si l'examen est normal (76 % des cliniciens sont d'accord pour qu'il le fasse) contre 33 % si l'examen est anormal (28 % des cliniciens sont d'accord pour qu'il le fasse) *(Levitsky DB, Frank MS, Richardson ML, Shneidman RJ. How should radiologists reply when patients ask about their diagnoses? A survey of radiologists' and clinicians' preferences. AJR Am J Roentgenol. 1993 Aug ; 161(2) : 433–6)*. Dans l'étude de Bassett, 85 % des cliniciens sont d'accord pour que le radiologue communique les résultats au patient si l'examen est normal contre 58 % si l'examen est anormal. *(Bassett LW, Bomyea K, Liu S, Sayre J. Communication of mammography results to women by radiologists: attitudes of referring health care providers. Radiology. 1995 Apr ; 195(1) : 235–8)*. Le radiologue est le mieux placé pour connaitre les indications, les limites, les risques et interpréter les images par rapport au clinicien, mais il exprime davantage le sentiment d'être moins bien formé à la communication par rapport aux autres praticiens (*Lown BA, Sasson JP, Hinrichs P. Patients as partners in radiology education: an innovative approach to teaching and assessing patient-centered communication. Acad 22 Radiol. 2008 Apr ; 15(4) : 425–32)*.

Le rôle du radiologue dans l'équipe médicale est souvent méconnu par le patient. Plusieurs études montrent que les patients ne savent pas toujours ce qu'est un radiologue et notamment qu'il s'agit d'un médecin (56 % dans l'étude de Pahade (*Pahade J, Couto C, Davis RB, Patel P, Siewert B, Rosen MP. Reviewing imaging examination results with a radiologist immediately after study completion: patient preferences and assessment of feasibility in an academic department. AJR Am J Roentgenol. 2012 Oct ; 199(4) : 844–51))*. Quand ils le savent, ils pensent tout de même que l'interprétation des images est faite par le médecin demandeur de l'examen *(Kuhlman M, Meyer M, Krupinski EA. Direct reporting of results to patients: the future of radiology? Acad Radiol. 2012 Jun ; 19(6) : 646–50)*. Cela pourrait expliquer en pratique que les patients ne demandent pas systématiquement les résultats de leur examen au radiologue qui l'a réalisé. Relativement peu de patients souhaitent rencontrer le radiologue avant l'examen (64 % dans l'étude *Ollivier L, Apiou F, Leclère J, Sévellec M, Asselain B, Brédart A, et al. Patient experiences and preferences: development of practice guidelines in a cancer imaging department. Cancer Imaging Off Publ Int Cancer Imaging Soc. 2009 ; 9 Spec No A:S92 – 97)*.

En pratique, cette rencontre a lieu dans certains cas particuliers comme en radiologie interventionnelle ou bien en cas de problème (allergie, insuffisance rénale, prescription non explicite).

En revanche, la plupart des patients souhaitent le rencontrer après l'examen (77 %) pour connaitre les résultats (86 %). Les examens d'imagerie sont anxiogènes pour les patients (51 % sont inquiets dans les jours précédents l'examen) et le fait d'avoir un entretien avec le radiologue permet de diminuer cette anxiété qui est aussi bien sûr expliquée par la crainte des résultats (76 %). Les patients souhaitent donc les connaître le plus rapidement possible. Le délai d'attente jugé comme acceptable pour 95 % des patients était de 2 h après la réalisation de l'examen dans l'étude de Basu *(Basu PA, Ruiz-Wibbelsmann JA, Spielman SB, Van Dalsem VF 3rd, Rosenberg JK, Glazer GM. Creating a patient-centered imaging service: determining what patients want. AJR Am J Roentgenol. 2011 Mar ; 196(3) : 605–10)*. Les patients préfèreraient donc que leur résultat leur soit communiqué directement par le radiologue, que le résultat soit normal (92 %) ou anormal (87 %) *(Schreiber MH, Leonard M Jr, Rieniets CY. Disclosure of imaging findings to patients directly by radiologists: survey of patients' preferences. AJR Am J Roentgenol. 1995 Aug ; 165(2) : 467–9)*. Dans l'étude d'Ollivier, les patients espèrent « être rassurés et ne pas attendre les résultats, avoir des résultats préliminaires, savoir s'il y a un problème ». Ils n'attendent donc pas forcément d'explications détaillées et la communication des résultats par le radiologue peut constituer une première information qui pourra être ensuite explicitée par le médecin prescripteur.

Dans l'étude de Pahade, l'entretien avec le patient constitue un critère de qualité de prise en charge pour 90 % des patients. Comme cela a déjà été développé précédemment, l'un des freins à la généralisation de l'entretien entre le radiologue et le patient est l'organisation actuelle des services et notamment en milieu hospitalier : la consultation doit en effet s'intégrer dans un planning de plus en plus chargé et dans des locaux pas toujours adaptés. À l'hôpital, la charge de travail ne permet pas de voir le patient de façon systématique et le radiologue se contente en général de voir les patients qui le demandent de façon explicite.

2. Une information pour le patient, mais pas seulement…

En effet, certaines études ont montré que l'entretien avec le patient permet d'améliorer les performances de la lecture de l'examen radiologique. Une lésion osseuse isolée, découverte après que le patient s'est plaint de douleurs lors de l'entretien, une petite lésion sous-cutanée découverte, car le patient s'est palpé quelque chose… Dans l'étude de Doshi et al., les lecteurs identifiaient une cause additionnelle de douleur abdominale en ayant accès à un questionnaire rempli par le patient sur la localisation de leur douleur non identifiée sans ce questionnaire (lecteur 1, 8.6 % [7/81] ; lecteur 2, 5.3 % [4/75]). La confiance diagnostique était sensiblement plus élevée en utilisant le questionnaire pour les deux lecteurs (lecteur 1 : 4.8 ± 0.6 vs. 4.0 ± 0.5 ; lecteur 2 : 4.9 ± 0.3 vs. 4.7 ± 0.5, $p < 0.001$). *(Doshi et al., Impact of patient questionnaires on completeness of clinical information and identification of causes of pain during outpatient abdominopelvic CT interpretation., Abdom Radiol (NY). 2017 Dec;42(12) : 2946-2950. doi : 10.1007/s00261-017-1202-8)*

3. Comment améliorer la relation radiologue – patient ?

En ce qui concerne l'enseignement de la communication médecin-patient en imagerie médicale, certains auteurs proposent des moyens mnémotechniques. Goske proposait RADPED (Rapport, Ask for information, Discuss the examen, Perform the procedure, Exam distraction technique, Discuss results – en français : réaliser un compte-rendu, s'informer, dicuter de l'examen, appliquer les procédures, versifier les pratiques techniques, discuter des résultats) et PEARLS (Paternship, Empathy, Apology, Respect, Legitimization, Support – en français : collaboration, empathie, excuses, respect, explication, soutien) *(Goske MJ, Reid JR, Yaldoo-Poltorak D, Hewson M. RADPED: an approach to teaching communication skills to radiology residents (Une tentative d'enseignement des techniques de communication aux radiologues hospitaliers). Pediatr Radiol. 2005 Apr ; 35(4) : 381–6).* Buckman proposait SPIKES (Setting up the interview, Perception, obtain the patient Invitation, giving Knowledge, Emotions, Strategy and Summary, en français : réaliser l'interview, comprendre, obtenir l'accord du patient, l'informer, émotions, stratégie et résumé) (Buckman et al, Talking to patients about cancer, No excuse now for not doing it (Parler du cancer aux patients, plus d'excuses pour ne pas le faire). BMJ 1996 ; 3 1 3 : 699-700). En France, Leclère proposait les acronymes CREDO (Construire une relation, Réaliser l'examen, Ecouter, Donner les informations, Organiser les services autour du patient) et PERLES (Partenariat, Excuses, Respect, Légitimisation, Empathie, Support) *(Leclère J, Ollivier L, Ruszniewski M, Neuenschwander S. [Improving overall patient care during imaging studies (améliorer la prise en charge des patients lors des examens d'imagerie): the radiologist's CREDO and*

PERLES]. J Radiol. 2006 Dec ; 87(12 Pt 1) : 1831–6). Certaines équipes ont déjà développé des outils pour enseigner et évaluer le professionnalisme et les qualités de communication des résidents en médecine et en radiologie (*Lown BA, Sasson JP, Hinrichs P. Patients as partners in radiology education: an innovative approach to teaching and assessing patient-centered communication (Le patient comme partenaire du soin en radiologie : une approche innovante de l'enseignement et de la mise en place d'une prise en charge centrée sur la communication avec le malade). Acad 22 Radiol. 2008 Apr ; 15(4) : 425–32).* Il est aujourd'hui bien établi que ces qualités non techniques de communication sont nécessaires pour faire un bon médecin et doivent donc être évaluées comme les autres compétences.

De quelles façons, en pratique, le médecin radiologue en formation peut-il se former aussi à la communication avec le patient ?

- Le rencontrer seul - non sans s'être bien sûr présenté (nom, fonction) - après avoir revu les images avec le médecin senior (s'il est présent…), au risque que le patient ne donne que peu de crédit à cet entretien, et que le médecin senior ne sache pas vraiment ce qui a été dit au patient ?
- Accompagner le médecin senior lors de l'entretien avec le patient, au risque de ne pas pouvoir lui-même essayer de trouver les mots justes ?
- Prendre les rênes de l'entretien avec le patient devant le médecin senior, ce qui pourrait être très chronophage et perturber le bon fonctionnement du service ?

Probablement un mélange des trois…

Plusieurs textes sont disponibles afin de tenter d'homogénéiser les pratiques de la communication avec le patient. On citera en particulier :

- la « Charte des 10 engagements du médecin radiologue », écrite par la fédération nationale des médecins radiologues au décours des états généraux de la santé de 1998. Cette charte, rédigée à l'issue de vingt rencontres dans toute la France entre les médecins radiologues et les associations de patients, en réalité très peu connue des professionnels, comprend entre autres les attendus suivants :

1. Vous réserver un accueil convivial
2. Vous informer avant l'examen
[...]
6. Vous donner une explication personnalisée des résultats
7. Utiliser avec vous un langage simple et non technique
8. Vous remettre vos résultats
[...]

L'information du patient se retrouve donc dans 4 items sur 10, ce qui souligne l'importance qui y est apportée aujourd'hui par les instances professionnelles. Ces instances restent néanmoins très conscientes du chemin qui reste à parcourir et des obstacles à franchir, puisque le même article se termine par ces mots : « Pour autant, des progrès restent à faire et il est nécessaire de rester vigilants, car la charge de travail croissante des équipes dans un contexte de démographie contraignante pourrait mettre à mal les efforts engagés »....

- Des fiches d'information patient sur les examens dont tous peuvent bénéficier sur le site de la Société Française de Radiologie
- La parution en février 2013 de recommandations européennes écrites par différents groupes de l'European Society of Radiology (« ESR communication guidelines for radiologists ») témoignant d'une volonté d'homogénéiser les pratiques à l'échelon européen.

Une des limites de la relation radiologue – patient est que la plupart du temps, et surtout en milieu hospitalier, le patient prend rendez-vous pour un examen précis, et non pas avec un médecin spécifique. En cas d'examens répétés comme dans le cadre de la réévaluation thérapeutique ou de la surveillance des patients suivis pour cancer, il pourrait être bénéfique pour instaurer une relation privilégiée médecin - patient d'être suivi toujours par le même radiologue, tout comme le patient est suivi à intervalle régulier par son oncologue, son chirurgien, ou son radiothérapeute. Une des limites de cette organisation est qu'il peut être utile de voir l'examen avec un œil nouveau, permettant dans certains cas de déceler des anomalies supplémentaires ou d'interpréter différemment certaines anomalies.

L'amélioration de la relation radiologue-patient passe aussi assurément par l'amélioration de la relation entre radiologue et correspondants médicaux. Il peut arriver que les médecins demandeurs aient moins d'information que leurs patients. Si, comme il devrait toujours le faire, le radiologue voit le patient, lui explique ses examens, lui remet ses clichés et son compte rendu en lui demandant de reprendre contact avec son spécialiste référent, ce dernier pourra se retrouver en situation inconfortable : il doit prendre en charge des patients déjà informés et répondre à leurs questions alors que le compte rendu des examens ne lui sera parfois pas encore parvenu. Il faut donc être vigilant à la transmission rapide des données aux cliniciens demandeurs d'examens.

D'ailleurs, en vertu de l'article R. 4127-60 du Code de la santé publique (art. 60 du Code de déontologie médicale) « il incombe au médecin ayant réalisé un acte médical à la demande d'un confrère, d'informer ce dernier par écrit de ses constatations, conclusions et éventuelles prescriptions. »

3. Cas particulier de la radiologie interventionnelle.

Le radiologue interventionnel est un médecin clinicien thérapeute qui utilise l'imagerie pour guider les actes invasifs diagnostiques ou thérapeutiques qu'il réalise. Il doit, comme tout médecin, obtenir avant son geste le consentement éclairé de son patient et discuter avec lui des bénéfices, risques et complications potentiels de son geste ainsi que des alternatives envisageables. Cette information doit, en radiologie interventionnelle, porter à la fois sur la technique d'imagerie utilisée (Rayons X, ultrasons, IRM, produit de contraste éventuel), l'utilisation éventuelle de produits de contraste, et sur l'acte interventionnel qui va être réalisé.

En l'absence d'urgence, l'information doit être donnée bien avant l'acte, au moins 48h avant afin de ménager le temps nécessaire à la réflexion. Cette consultation fait partie intégrante du parcours de soins du patient, elle doit avoir lieu dans un bureau de consultation dédié, permettant un accès au dossier médical du patient. Il est souhaitable de remettre au patient une feuille de consentement qu'il devra rapporter, signée avant l'intervention. Bien sûr, en cas d'urgence, cette information peut être donnée directement avant l'acte, voire être absente en cas d'urgence vitale. Le médecin radiologue doit également informer le patient du résultat de son geste, de la survenue d'éventuelles complications et des précautions à prendre et lui donner une marche à suivre en cas de problème ultérieur.

L'ensemble de ces éléments a été repris et précisé dans un article publié en février 2022 dans le Journal d'Imagerie Diagnostique et Interventionnelle (*Sapoval et al., Recommandation opérationnelle. Consultation de radiologie interventionnelle, 2022 ; 5:3–7)*

4. Cas particulier de l'échographie

Bien que l'on assiste à un transfert de tâches et à une formation accrue des manipulateurs aux techniques échographiques, l'échographie reste aujourd'hui pratiquée la plupart du temps par le médecin radiologue. La relation médecin - patient est particulière, car contrairement aux autres techniques d'imagerie qui sont analysées à distance du patient, le radiologue pratique et interprète son examen directement au contact du patient qui cherche dans son regard et dans son attitude des informations sur ses constations échographiques. Il appartient donc au médecin radiologue dans cette situation particulière de réfléchir et d'adapter son attitude et son discours au patient qui est en face de lui en même temps qu'il découvre les images à l'écran.

5. Quid du développement de la téléradiologie ?

La téléradiologie est actuellement promue par les tutelles pour pallier les problèmes démographiques médicaux. Elle repose aujourd'hui trop souvent sur des glissements de tâches qui peuvent faire perdre aux radiologues leur rôle de soignant au contact du malade. Elle place la surveillance de certaines procédures, dont les injections de produits de contraste, la communication avec les personnes soignées ou l'annonce des diagnostics, sous la responsabilité de praticiens non radiologues et délègue à des manipulateurs des activités antérieurement réalisées par des radiologues. Mais que devient l'échange entre le radiologue et le patient, le colloque singulier, la confidentialité, en un mot, la confiance et l'information qui ne peuvent alors être personnalisées ? Le risque est de « dématérialiser » la personne malade, que le radiologue étudiera sur écran, à distance, avant d'arriver à la modélisation informatique des pathologies et aux interprétations automatisées. Il faut concilier performance technique (dont la permanence des soins) et médecine humaniste.

Pour pallier ces travers de la téléradiologie, le Conseil National Professionnel de Radiologie et Imagerie Médicale, associant le CERF (Collège des Enseignants de Radiologie de

France, la FNMR (Fédération Nationale des Médecins radiologues), la SFR (Société Française de Radiologie) et le SRH (Syndicat des Radiologues Hospitaliers) a écrit une *Charte de Téléradiologie* validée par le Conseil National de l'Ordre des médecins, dont la dernière version date de février 2020, reprise dans le cadre d'un guide de bonnes pratiques, validé par la Haute Autorité de Santé en mai 2019. Le but est de répondre à un cahier des charges pour la réalisation des actes en téléradiologie, afin de garantir une pratique éthique et déontologique. En ce qui concerne l'information du patient, cette charte garantit que « le patient reçoive une information claire et complète notamment en l'informant spécifiquement que l'acte sera réalisé par un radiologue distant nommément identifié », et la nécessité de « recueillir le consentement éclairé du patient, sauf cas de force majeur qu'il conviendra de préciser lors de la demande d'examen ». Elle précise aussi que « la possibilité éventuellement offerte par le réseau informatique d'une vidéotransmission de l'image du patient pourra être utilisée permettant alors à celui-ci d'être interrogé à distance par le radiologue ». Enfin, « en cas de diagnostic affecté d'un pronostic péjoratif, une procédure d'annonce au patient doit être prévue avec le médecin demandeur. »

b. Médecine nucléaire

1. Scintigraphie traditionnelle

La scintigraphie, qui est l'acte de médecine nucléaire, est une technique d'imagerie dont le but est l'obtention d'une « anatomie fonctionnelle », soit la représentation de la fonction ou d'une caractéristique biologique ou métabolique commune d'un groupe cellulaire donné, que ce groupe soit situé au sein d'un organe unique (cœur, thyroïde, foie…), pair (reins, poumons…) ou multiple (os, ganglions…) ou corresponde justement à une diffusion de cellules, éventuellement en principe localisées, dans le reste de l'organisme, ce qui est le cas des métastases, par exemple. Cette mise en évidence utilise des traceurs radioactifs fixés sur des molécules dont l'intérêt biologique est connu, traceurs et donc molécules qui seront suivi(e)s dans le temps et l'espace par des matériels spécifiques, les caméras à scintillations.

La scintigraphie la plus ancienne est celle de la thyroïde, réalisée la première fois en 1946 à l'aide de l'iode 131, suivie par de multiples autres types d'examens. Il s'agit donc d'une technique médicale maintenant ancienne, mais dont les avancées ont toujours été parallèles à celles de la technologie, et notamment de l'informatique. Par ailleurs, l'apparition de nouvelles techniques d'examen a régulièrement modifié de façon profonde l'intérêt de ces examens.

Par exemple, les scintigraphies hépatiques et cérébrales qui représentaient l'immense majorité de l'activité de médecine nucléaire à la fin des années 1970, ont disparu en quelques années en raison de l'apparition de l'échographie, pour le foie, et du scanner, pour le cerveau. Simultanément, la scintigraphie myocardique est apparue pour représenter au moins 50 % de l'activité actuelle des services, hors Tomographie par Émission de Positons (TEP) que nous traitons à part.

L'imagerie SPECT, acronyme de Single Photon Emission Computerized Tomography, apparue au début des années 1980, correspond aux balbutiements de l'imagerie en coupe en permettant la réalisation des tomographies par ordinateur. Elle a permis une progression majeure de la sensibilité des examens scintigraphiques, par exemple cardiaques, puis a permis les premières fusions d'images multimodales, scintigraphiques et radiographiques.

La part oncologique de la médecine nucléaire a été majoritaire au début de ces examens, notamment pour la recherche des cancers thyroïdiens ou des métastases hépatiques entre autres, avant l'apparition de l'échographie, des métastases cérébrales avant le scanner et des métastases osseuses, lorsque les techniques radiographiques étaient encore imprécises et que les examens du corps entier représentaient une charge lourde pour les services et les radiologues eux-mêmes. La multimodalité actuelle et l'évolution technique renforcent à nouveau cette partie de l'activité scintigraphique, notamment en raison de la progression continue des examens par TEP, examens cancérologiques dans plus de 80 % des cas en pratique courante.

Globalement, toute scintigraphie comprend l'injection d'un traceur radioactif, dont la diffusion dans l'organisme sera suivie dans le temps et l'espace, avec un délai d'acquisition des images après l'injection qui peut aller d'une acquisition immédiate à des images obtenues après 2 à 3 jours, et rester localisée à une zone du corps ou examiner l'ensemble du patient. On réalisera soit des images planaires, soit des coupes tomographiques, avec ou sans fusion avec des images radiologiques.

2. Tomographie par Émission de Positrons (TEP)

Le prolongement le plus récent de la médecine nucléaire, la TEP, correspond à une imagerie scintigraphique en coupe, couplée à un scanner ou, très récemment, une IRM. Elle utilise, entre autres marqueurs radioactifs, le plus souvent le Fluor 18, émetteur radioactif $\beta+$, avec création d'un positon (anti-électron) qui s'annihile immédiatement en émettant deux photons γ d'annihilation de 511 keV dans deux directions opposées, dont la détection à 180° permet la localisation de l'origine de l'émission. Le fluor, halogène chimiquement très actif, est le plus souvent fixé sur du glucose, aliment préférentiel d'un grand nombre de métabolismes cellulaires. Il en devient alors le traceur, sous forme de 18-fluoro-déoxyglucose (FDG).

Cette catégorie d'examens permet une représentation de l'activité métabolique des cellules de l'organisme. On sait que les cellules les plus actives en continu, physiologiquement, sont les cellules cardiaques et cérébrales, ainsi que les cellules musculaires pendant leur fonctionnement. En dehors de ces structures, cet examen permet de distinguer de façon souvent extrêmement précise et claire les amas de cellules cancéreuses qui se manifestent par une « hyperfixation » du traceur qui traduit un métabolisme accru par rapport au fond cellulaire, des lésions bénignes, de remaniements post-opératoires éventuels, etc.

Cette technique est devenue essentielle à l'imagerie, notamment oncologique, en quelques années au point, par exemple, de modifier les protocoles thérapeutiques dans 40 % des cas de cancers du poumon et d'être l'un des principaux éléments du suivi des traitements de l'ensemble des lymphomes malins, tumeurs hématologiques solides assez courantes, telle la maladie de Hodgkin, touchant les lymphocytes, certains globules blancs sanguins, et les ganglions. Les matériels de détection, en France, sont installés exclusivement dans des établissements de santé, privés ou publics, et servis souvent simultanément par des médecins hospitaliers publics et libéraux.

L'autorisation européenne de mise sur le marché de 2002 pour le traceur glucosé a été suivie en 2003 en France par l'édition d'un guide « Standard, Options, Recommandations » sous l'égide de la Fédération Nationale des Centres de Lutte Contre le Cancer et d'un avis circonstancié de la HAS en 2005. De nouveaux guides sont édités régulièrement par les Sociétés savantes, au niveau national et européen dont, par exemple, une dernière mise à jour française parue dans le Bulletin du Cancer en janvier 2019.

Il y a actuellement en France environ 150 machines permettant cet examen, comprenant une caméra à scintillation utilisant des détecteurs spécifiquement adaptés aux traceurs radioactifs utilisés, couplée systématiquement à un scanner X, voire à une IRM dans quelques rares cas, permettant donc une meilleure résolution spatiale avec un diagnostic plus précis.

Dans la stratégie diagnostique des tumeurs, ce type d'examen intervient parfois assez tard, en raison d'une part de la relative rareté de ces matériels et d'autre part du coût de cet examen, de l'ordre de 1200 € globalement. Il faut bien évidemment mettre ce coût, élevé dans l'absolu, en rapport avec celui d'une intervention réalisée à tort, ou d'un traitement chimiothérapique inefficace…

L'examen par TEP est demandé par le médecin oncologue ou le spécialiste d'organe dans plusieurs conditions. Par exemple, et sans viser à l'exhaustivité, lorsqu'il a besoin de différencier une lésion bénigne d'une atteinte tumorale, souvent de petite taille, et c'est le cas du diagnostic différentiel d'un petit nodule pulmonaire isolé, par exemple, soit, lorsque le diagnostic positif porté, il est nécessaire de connaître de façon précise l'évolution de la lésion pour fixer le traitement, par exemple dans le cadre du bilan d'extension d'une lésion pulmonaire, colique, ORL, de certaines lésions gynécologiques…, soit encore lorsqu'il est nécessaire de mettre en évidence l'efficacité d'un traitement chimiothérapique, notamment dans le cadre du suivi thérapeutique des lymphomes sus cités, ou enfin, quand, après une première séquence thérapeutique comprenant un acte chirurgical, par exemple, on se pose la question d'une récidive locale ou loco-régionale par rapport à un résidu chirurgical ou une réaction inflammatoire secondaire à la radiothérapie pour des cancers ORL, ovariens….

Hors oncologie, la TEP est indiquée, par exemple, dans la recherche de foyers infectieux profonds, l'analyse de l'évolutivité de certaines maladies de système (sarcoïdose, connectivite…) ou en neurologie, essentiellement dans le cadre de l'étude des démences ou des troubles cognitifs.

Dans la pratique, cet examen nécessite, après un contrôle de la glycémie (en rapport avec l'utilisation d'un traceur contenant du glucose), l'injection intraveineuse du traceur, souvent faite par un automate pour des questions de radioprotection, puis une attente d'une heure pendant laquelle le patient reste couché pour éviter une stimulation musculaire, puis l'examen proprement dit, d'une vingtaine de minutes le plus souvent, mais pouvant être bien plus long dans certains cas, jusqu'à 90 minutes pour certaines TEP-IRM par exemple. Pendant l'heure d'attente, et la durée de l'examen, le patient est seul, mais sous contrôle vidéo, et il entend les personnels qui se déplacent et parlent autour de lui avec les autres patients. S'il n'est pas totalement isolé, il peut néanmoins avoir du mal à sentir le temps passer, ce qui favorise évidemment les montées d'angoisse éventuelles.

Pour les éviter, autant que faire se peut, il est fondamental qu'il ait reçu, avant l'examen, les explications nécessaires. Une consultation médicale, quelle que soit son importance, n'est pas systématique et cette situation est extrêmement variable selon les unités et les médecins intervenants.

Pendant l'examen TEP-scan en lui-même, le patient est allongé et immobile et passe dans une machine dont l'aspect extérieur est globalement celui d'un gros scanner, relativement peu angoissant même pour la plupart des patients claustrophobes.

V. Écouter et parler

Nous allons aborder maintenant, après ces propos préliminaires nécessaires à la bonne mise en place de la problématique, le cœur de notre sujet, qui est bien la compréhension réciproque des acteurs de la rencontre élémentaire du colloque singulier, le médecin et le malade.

Cette compréhension va se faire, ou ne pas se faire, au travers d'un filtre qui comprend, comme nous l'avons déjà dit, aussi bien des éléments objectifs tels que le diagnostic ou des notions scientifiques concernant la maladie, que des émotions, craintes, angoisses de l'un et de l'autre des acteurs, ou des contraintes de communication.

a. Définitions

Avant d'essayer de réfléchir à la subjectivité forcément liée au dialogue malade/médecin, il nous faut définir un certain nombre de termes qui entourent cette rencontre, termes que nous avons déjà rencontrés ou que nous allons approcher pour la première fois dans ce travail.

Nous avons vu plus haut que les textes réglementaires demandent au médecin de « l'humanité ». La définition de ce terme en comporte d'autres, et ainsi de suite, et nous avons simplement recherché ces substantifs dans les dictionnaires, en rajoutant le(s) terme(s) qui semblai(en)t aller de soi pour notre réflexion.

Nous avons choisi de nous en tenir aux définitions simples du Dictionnaire Larousse, dictionnaire non spécialisé et relativement synthétique. Il nous est apparu très vite que chaque définition renvoyait le lecteur d'abord à d'autres termes, puis à ceux déjà étudiés, de façon cyclique. Dans ces conditions, après avoir classé ces définitions par ordre alphabétique, il nous a paru logique de réaliser un graphe, à partir « d'humanité », reliant entre elles ces définitions par les termes qui y sont retrouvés.

1 Bienveillance : Disposition d'esprit inclinant à la compréhension, à l'indulgence envers autrui

2 Commisération : Sentiment de compassion, en présence des malheurs d'autrui

3 Compassion : Sentiment de pitié qui nous rend sensibles aux malheurs d'autrui ; pitié, commisération

4 Compréhension : Sympathie, indulgence, […] qui procède d'une connaissance des problèmes, des difficultés rencontrées par quelqu'un, un groupe, etc.

5 Empathie : Faculté intuitive de se mettre à la place d'autrui, de percevoir ce qu'il ressent

6 Humanité : Disposition à la compréhension, à la compassion envers ses semblables, qui porte à aider ceux qui en ont besoin

7 Indulgence : Aptitude à excuser, à pardonner les fautes, à ne pas les sanctionner sévèrement

8 Pitié : Sentiment qui porte à compatir aux souffrances ou à la faiblesse d'autrui, à le considérer avec commisération, à le traiter avec une indulgence particulière

9 Sympathie : Penchant naturel, spontané et chaleureux de quelqu'un vers une autre personne

Participation à la joie, à la peine d'autrui
Bienveillance, disposition favorable envers quelque chose

« Graphe des définitions »

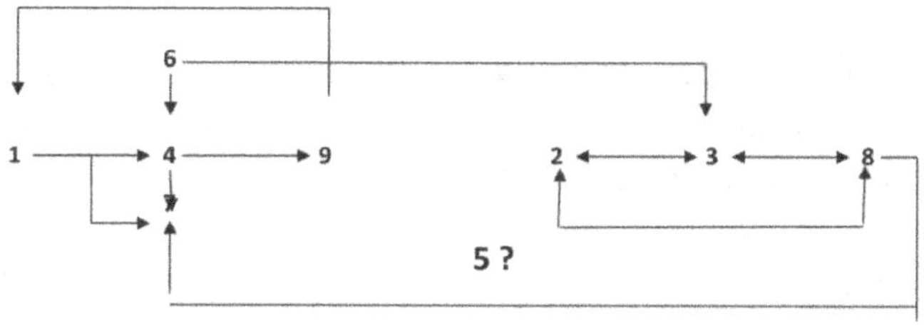

La construction et l'examen de ce graphe (créé à partir du 6, « humanité », en haut à gauche) révèlent plusieurs choses. Tout d'abord, on retrouve deux boucles relativement distinctes, même si elles sont reliées, et un seul terme n'est jamais cité dans les définitions, et ne reprend aucun des autres dans la sienne propre. C'est d'ailleurs le seul que nous avons rajouté spontanément. Même s'il est vraisemblable que l'utilisation d'un autre dictionnaire aurait donné des résultats un peu différents, on peut penser que l'analyse finale ne devrait pas apporter de modification fondamentale.

Le plus petit ensemble comprend les termes « commisération » (2), « compassion » (3) et « pitié » (8). On est là presque dans un registre religieux, en tout cas dans celui de la volonté d'atténuation d'une douleur, d'une peine. L'autre est forcément celui qu'il faut soulager. Ces trois termes semblent empreints d'une notion de tristesse, de larmes. Celles d'une Pietà ou d'un Christ souffrant pour la rédemption des hommes (nous verrons plus loin que le choix de ces images n'est pas dû au hasard). Ce groupe est centré sur la notion de pitié au sens large et le rôle qui serait alors dévolu au soignant serait de prendre à son compte la souffrance du malade, voire de pleurer avec lui.

Le deuxième groupe, « bienveillance » (1), « compréhension » (4), « indulgence » (7) et « sympathie » (9) est plus souriant, plus actif, semble plus tonique, même s'il comporte une image paternaliste (maternelle ?) évidente. Il ne s'agit plus là de chagrin à partager, mais de comprendre l'autre, en lui cherchant, semble-t-il, des excuses. Mais de quoi le malade aurait-il à s'excuser ? D'être malade, d'être simplement là, de prendre du temps au soignant « Tout-puissant », ou de mettre justement cette toute-puissance à l'épreuve en lui renvoyant dans certains cas une image d'impuissance ?

Ces deux groupes correspondraient donc aux qualités demandées au soignant pour « prendre en charge » de façon humaine un malade. On note d'emblée que la compétence scientifique, objective ou mesurable, diagnostique et thérapeutique, n'en fait pas partie, alors même qu'elle est la seule vraie raison de ce dialogue autour de la maladie et qu'elle est évidemment le prérequis considéré comme indispensable pour chacune des parties à ce dialogue. Si le malade y participe, c'est bien qu'il espère, qu'il croit, qu'il pense, voire qu'il « sait », que le médecin a le savoir nécessaire pour le guérir avec le moins de difficultés possibles et le plus rapidement possible.

b. L'empathie

Il reste un terme jamais cité dans les définitions découlant de celle « d'humanité », et qui, pourtant, semble aujourd'hui fondamental dans le cadre de cette réflexion. Fondamental parce que fréquemment cité dans les écrits actuels et considéré, semble-t-il en tout cas actuellement, souvent comme l'alpha et l'oméga de la qualité d'une prise en charge. C'est celui « d'empathie » dont la définition (numéro 5 de notre graphe) paraît extraordinairement imprécise et, surtout, peu opérationnelle : « Faculté intuitive de se mettre à la place d'autrui, de percevoir ce qu'il ressent ». Nous allons nous y arrêter plus longuement.

On retrouve l'empathie citée quasiment dans tous les textes et travaux portant un tant soit peu sur la qualité de la prise en charge du patient. Néanmoins, elle reste, heureusement d'après nous, controversée en tant que qualité nécessaire, et notamment au médecin. Il suffit pour s'en convaincre de comparer plusieurs sources.

Ce qu'en dit D. Dechièvre en avril 2006 ? « L'empathie est l'attitude à privilégier. Ses conséquences probables sont l'optimisation de la communication par la prise en considération de ce qui est exprimé par l'autre et la qualité de l'accueil de l'autre ».

Voilà l'avis de N. Godefroid en 2000 : « Écouter l'autre pour se mettre à sa place (tout en restant soi-même) est un leurre. Se mettre à la place de l'autre, ne peut permettre de le comprendre ».

Et enfin les propos de P. Bloom en 2013 : « L'empathie est à la mode. Des spécialistes en tous genres se donnent le mot : elle est le propre de l'homme, en manquer est pathologique, la cultiver est la voie du salut individuel, collectif, voire planétaire. Redescendons sur terre : l'empathie est souvent bien mauvaise conseillère, en morale comme en politique. »

Thèmes du discours « empathique »

Souffrance

Peur, craintes

Angoisses

Espoir

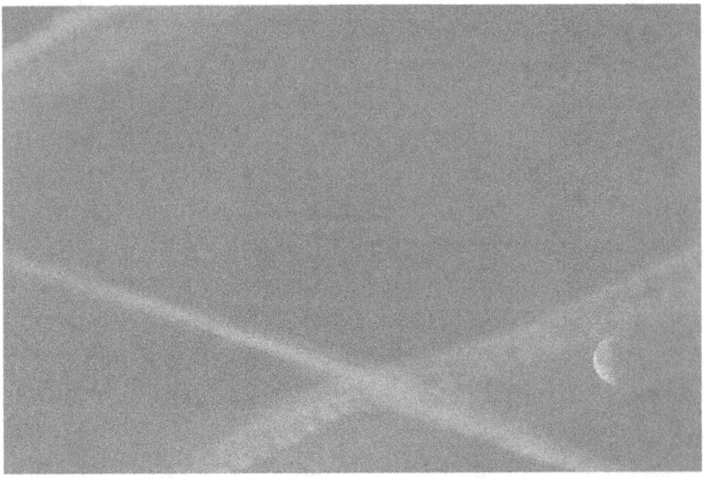

Le discours « empathique » aborderait, en plus des sujets médicaux qui fondent le dialogue malade / médecin, des éléments plus psychologiques, en laissant plus de place au ressenti du malade et à ses émotions. Nul ne sait, d'ailleurs, ce qu'attend réellement un patient donné, un discours techniciste, aseptisé, une assurance de survie à court, moyen ou long terme, un partage de valeurs, d'espoir, de croyance, voire d'une foi ?

Nous allons tenter de comprendre ce que pourrait apporter cette empathie, cette « faculté intuitive de ressentir ce que l'autre ressent ». Faut-il sentir comme le malade pour le comprendre, et la compréhension (au sens scientifique du terme) n'exige-t-elle pas justement du recul, un regard neutre, extérieur ?

L'idée de comprendre l'autre ne faisait pas partie du positionnement paternaliste ancien des médecins, et ne semble pas indispensable aujourd'hui à ceux qui considèrent qu'il est de leur devoir de dire systématiquement et éventuellement brutalement, la « Vérité », rien que la vérité, mais toute la vérité.

Alors, qui se préoccupe vraiment de comprendre ce que le malade ressent, de sentir comme lui, et surtout, devons-nous considérer cette préoccupation comme prépondérante ? Il faut bien reconnaître que les soignants, les psychologues, les paramédicaux semblent plus enclins à l'intégrer que les médecins. Ces derniers semblent parfois caparaçonnés dans leur savoir ou engoncés dans leurs angoisses, ou leurs doutes, mais surtout, la responsabilité qui leur incombe, celle de traiter le malade, ne leur permet pas toujours de prendre le temps nécessaire à cette compréhension. Et il est vrai que ce que le malade demande au médecin n'est pas, en premier, de le comprendre, mais de le guérir.

Bien sûr, on sait depuis le médecin François Rabelais que « science sans conscience n'est que ruine de l'âme » (Pantagruel, livre 8, en 1532). Autrement dit, le diagnostic médical et la mise en place des traitements ne peuvent être réellement admis par le patient que si le médecin qui lui a expliqué l'ensemble s'est assuré d'un minimum de compréhension, encore, et de tolérance du patient à ce qui lui est asséné, ce qui est appelé dans le jargon médical « la compliance du patient », et s'il a su lui inspirer confiance.

Ce qui explique cette autre phrase, « La relation médicale est une conscience qui rejoint librement une confiance », ce qu'affirmait le Professeur Louis Portes, Président de l'ordre des médecins à la Libération, avant sa démission et la « refondation » de l'Ordre des Médecins par le gouvernement gaulliste, l'Ordre ayant été créé tout d'abord par les autorités de Vichy à l'image des corporations du Moyen-âge.

Thèmes du discours « médical »
Faits, connaissance
Douleur
Risques
Traitements

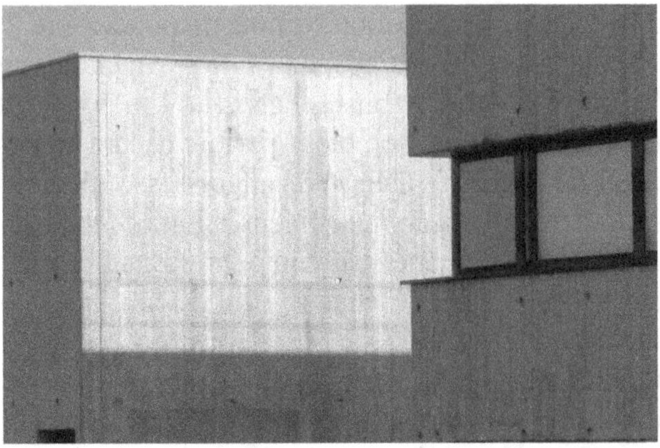

De quoi va parler le médecin ? Des faits qu'il connait sur la maladie, des risques, de statistiques, des traitements et de leurs effets secondaires, etc. Tout ceci correspond aux éléments nécessaires au patient pour accéder à l'information éclairée dont nous avons parlé plus haut. Ce sont des éléments « objectifs », pour la plupart d'entre eux. Bien sûr, il devra aussi affronter les représentations de la maladie propres à chaque patient, en essayant de revenir, autant que faire se peut, à la rationalité. Pour le spécialiste d'imagerie, il s'agira de faire comprendre au malade la signification des images obtenues, en ébauchant une explication de l'évolution de son cas et de sa signification, sans sortir de son domaine de compétence, et en laissant ouvertes toutes les portes pour les cliniciens en charge du patient. Il lui faudra, surtout, savoir éviter les fausses certitudes et les affirmations trompeuses, qu'elles soient assenées sciemment ou non : le « Il n'y a rien » doit être remplacé par « mon examen ne me montre rien d'anormal » ou « ces images sont normales », ou, au contraire « c'est un cancer » par « cet aspect m'évoque un cancer ».

Nous mettons ici en évidence un hiatus formel entre le désir, voire l'exigence, de guérison et de certitude, totalement évident pour le patient, et la capacité du soignant à y répondre, en fonction de l'état actuel de l'art et de ses connaissances. Cette obligation, pour tout médecin ou soignant, de moyen, et non de résultat, notamment pour des maladies graves comme celles qui nous préoccupent plus particulièrement ici, doit être précisée assez rapidement, au risque sinon d'une perte de confiance potentiellement préjudiciable à la qualité de la relation médecin/malade, voire d'une disparition de l'observance thérapeutique, ce qui peut avoir des conséquences encore bien plus graves.

Il est tout à fait certain également que se contenter de comprendre le patient ne peut être suffisant pour le soigner et qu'assumer une certaine violence des paroles, en tout cas de leur contenu, et des actes diagnostiques et thérapeutiques fait partie intégrante du travail médical. Mais pour pouvoir tolérer cette violence obligée, il faut à chacun une certitude suffisante du bien-fondé de son action ou de celles qui lui sont proposées, et cette certitude ne peut être obtenue sans un minimum d'échange entre ceux qui deviennent forcément des partenaires du soin, échange qui deviendra la pierre angulaire de l'association entre les différents partenaires de ce soin, que l'évolution thérapeutique soit favorable et aboutisse à la guérison ou qu'elle ne le soit pas, et qu'une échéance fatale doive être envisagée à une échéance plus ou moins proche. Cette échéance, d'ailleurs, que les soignants se garderont bien de dater, faut-il vraiment le rappeler, au risque d'être brutalement rappelé à l'ordre par la réalité des faits et parfois leur discordance, dans un sens ou dans l'autre, par rapport aux prévisions.

Quant à ressentir ce que l'autre ressent, est-ce une bonne chose pour obtenir une efficacité optimale du traitement ? Les examens complémentaires et les traitements sont parfois agressifs, invasifs, mais souvent ils n'en sont pas moins indispensables, et tant que les techniques médicales ne permettent pas leur innocuité complète, c'est la balance, et non la « réflexion », comme on l'entend parfois, bénéfice/risque qui fixe leur nécessité ou non. Alors, faut-il « pleurer avec les parents », comme nous l'affirmait un pédiatre spécialiste de réanimation néo-natale ? Chacun trouvera midi à sa porte, mais il nous semble que ce choix n'est pas forcément la bonne solution, puisqu'on ne peut être à la fois juge et partie.

c. Un cadre théorique ?

Cette nécessité de cohérence dans l'appréhension des attendus de la prise en charge nous amène donc très vite vers des notions philosophiques plus complexes, et notamment celles de nécessité morale et d'éthique. Nous ne nous risquerons surtout pas à tenter de définir réellement ces termes ou à les différencier, mais nous allons laisser parler à notre place des philosophes et penseurs qui ont passé de longues années sur ces thèmes et dont les ouvrages sont bien connus, et essayer d'en résumer une part du travail. Nous nous contenterons aussi de rappeler que les définitions ont pu varier selon les auteurs et les époques, mais qu'aujourd'hui, on admet généralement que l'éthique est une morale pour-soi, et, a contrario, la morale une éthique en-soi.

Nous n'aborderons pas la façon de concevoir l'éthique par Spinoza, vue par lui comme un pan entier de la philosophie traitant des relations entre l'homme, le cosmos (la nature) et la divinité, et qui se prête assez peu à une application dans le cadre qui nous occupe, mais nous rappellerons tout de même que s'il n'a pas inventé ce terme, utilisé depuis la Grèce antique, il l'a, sinon popularisé, du moins sorti d'un certain oubli, et que ses ouvrages, par leur côté iconoclaste et révolutionnaire pour l'époque, lui ont valu l'excommunication par la communauté juive dont il était issu. Des analyses plus contemporaines, plus proches de nos préoccupations, sont plus opérantes dans le contexte dont nous parlons à présent, celui de la relation malade-médecin.

Paul Ricœur, né en 1913 et mort en 2005, dont la foi protestante imprègne la philosophie, sera notamment enseignant à Colmar dans les années 1930 et à la Faculté de Strasbourg de 1948 à 1957. Pour lui, il est fondamental que les intellectuels ne désertent pas le champ du politique, dans le cadre d'une philosophie de l'action. Il affirme aussi que toute relation réfléchie entre humains est politique. C'est pourquoi il acceptera d'être Doyen de la Faculté de Nanterre, où il enseigne depuis 1964, immédiatement après Mai 68, en 1969 et 1970. À partir des années 1980, il propose une éthique qui refuse de choisir entre noir et blanc, mais qui propose un choix « entre le gris et le gris ». Pour Ricœur, le choix se fait entre, au sens de « au milieu de », ce qui semble bon et ce qui est permis par la loi (« Soi-même comme un autre », 1990) : le juste est entre le légal et le bon.

On note d'emblée cette distinction fondamentale entre le juste et le bon : ce que le médecin doit faire ne correspond pas forcément à ce qui serait simplement gentil, ou « empathique », mais le « service médical rendu », selon l'expression maintenant consacrée, implique bien autre chose. Nous savons tous qu'un traitement, quel qu'il soit, n'est pas forcément anodin, et que certains peuvent faire souffrir, voire tuer quand les choses se passent mal, malgré toutes les compétences des intervenants et la qualité de la prise en charge mise en jeu.

De plus, pour Ricœur, le rôle de chacun ne peut s'exclure du champ du politique : on ne peut pas ignorer volontairement les exigences de la vie en groupe, à un moment donné et à un endroit précis, quoiqu'on en pense par ailleurs. Pour nous, ce que fait le médecin ne peut être vu sans référence aux valeurs de son environnement. Il ne s'agit pas de proposer une adéquation forcenée aux poncifs les plus éculés ou réactionnaires d'une société précise, mais de reconnaître que la transgression systématique de prérequis, éventuellement locaux, ne peut pas permettre la collaboration médecin-malade nécessaire à la mise en place et à l'efficacité d'une thérapeutique.

On peut donc proposer ici une éthique « médiane », qui exclut les heurts systématiques entre la façon de penser du médecin et celle de son patient, sans pour autant imposer à l'un la façon de voir de l'autre, tout en obligeant néanmoins le professionnel du soin à mettre en place et, aussi, à expliquer, une prise en charge correspondant aux connaissances scientifiques reconnues, même si elle peut choquer le patient au premier abord.

Une deuxième approche est celle d'Emmanuel Levinas (1905-1995), philosophe spécialiste de la phénoménologie et du Talmud, l'un de ceux qui ont introduit l'éthique, terme équivalent, pour lui, à morale, dans la pensée philosophique moderne, à travers l'image du « visage (figure) d'autrui ». Sa réflexion est largement inspirée par les textes juifs, mais sa puissance tient au raisonnement philosophique fécond qui en découle. « À travers la réalité corporelle, mais au-delà d'elle, le visage signifie la pure contingence d'autrui, dans sa faiblesse et sa mortalité, ou encore, selon l'expression de Levinas, sa pure *exposition,* c'est-à-dire la demande silencieuse que, par sa seule présence, il m'adresse ». Ces lignes tirées du « Dictionnaire d'éthique et de philosophie morale », sous la direction de Monique Canto-Sperber (2004), n'explicitent-elles pas au mieux ce qui se joue lors de la rencontre médecin-malade ? Toute l'œuvre de Levinas, et pas seulement « Éthique et Infini » (1982), parle et nous parle de l'éthique et de son sens.

Pour le médecin, la reconnaissance de l'autre, dans son intégralité, et surtout pas seulement de sa maladie, est bien au centre de la relation thérapeutique ou soignante. L'éthique « lévinassienne » est donc l'un des fondamentaux de la relation médecin-malade, et plus largement, soignant-soigné. Cette éthique qui responsabilise chaque humain face à un autre, infiniment semblable parce qu'humain et totalement différent parce qu'autre, est, à notre sens, un parfait résumé de ce colloque singulier. Il faut préciser que, pour les philosophes, l'application pratique à la médecine d'une éthique qui découlerait de la réflexion de Lévinas est un contresens, ce terme n'étant, pour eux, qu'un concept intellectuel. Pour la majorité des médecins s'intéressant à l'éthique, elle est, au contraire, totalement opérante dans ce champ précis.

Notons que les débats concernant l'éthique médicale se centrent le plus souvent sur la bioéthique, avec les discussions multiples sur le clonage humain, les greffes ou l'avortement, plutôt que sur l'information du patient. Néanmoins, ce champ de réflexion est vaste, encore à défricher et à étendre, pour aboutir à une formalisation de ce qui commence à être connu sous le nom de « l'expérience patient ».

On pourrait également citer, par exemple, le problème de l'Allemagne et du poids particulier du passé, poids infiniment variable selon les pays et l'état de leur société, sa religiosité, etc. Nous allons revenir très vite sur ces problématiques, notamment de la religion en tant qu'éthique. En effet, il ne peut pas être innocent que deux des plus grands penseurs de l'éthique en Europe soient des hommes imprégnés, chacun pour leur part, d'une spiritualité religieuse.

On pourrait en dire autant de Jürgen Habermas, important philosophe et sociologue allemand né en 1929, protestant également, à la réflexion hautement politique, qui considère comme Ricœur que la pensée doit infléchir son temps, se mêler aux affaires du monde. Pour lui, connaître et agir sont indissociables et complémentaires, obligeant, par exemple, le médecin à l'action en raison de ses connaissances professionnelles. De plus, il distingue morale et éthique, la morale étant pour lui ce qui touche au juste et à la justice, et l'éthique ce qui se rattache au Bien, c'est-à-dire aux particularités des individus (« De l'éthique de la discussion », 1991 ; « Morale et communication », 1983).

Il faut également citer Michel Foucault (1926-1984), pour lequel tout « savoir », y compris la médecine et en particulier la psychiatrie, devient un pouvoir (« Il n'y a pas de relations de pouvoir sans constitution corrélative d'un champ de savoir, ni de savoir qui ne suppose et ne constitue en même temps des relations de pouvoir… » in « Le pouvoir psychiatrique », cours donné en 1973-74), et comme tel sujet à dérives et à aliénation de l'autre et donc, en particulier, aliénation du patient par le médecin.

D'autres penseurs pourraient encore être évoqués, mais leurs réflexions oscillent globalement entre deux pôles, celui du politique, sociétal et collectif, et celui de l'intime, espace où chacun aura à se re-trouver en sachant situer son espace relationnel propre.

On trouve également à ce stade de notre réflexion ce qui était déjà apparu dans notre graphe des définitions, dans la « boucle religieuse » que nous avons pu mettre en évidence, sinon une spiritualité immanente, au moins une réflexion fondamentale sur le sens de l'humain au-delà du quotidien « banal » au sein d'un monde matériel.

Notons également que les débats sur la bioéthique, domaine de réflexion privilégié à l'intérieur de la réflexion globale sur l'éthique médicale, comme nous l'avons déjà dit, sont souvent préemptés par des mouvements religieux. On trouvera, par exemple, dans la « Revue des Sciences Religieuses », un numéro thématique sur « Christianisme et Bioéthique » dès 2000, ou un article sur « Éthique médicale, pouvoir religieux, pouvoir étatique » dans la Revue de la Fédération des Maisons médicales en 2007, ou encore un séminaire complet sur le thème « Religion, éthique et médecine bio-technicienne » organisé par le Collège des Bernardins, à Paris, de 2013 à 2014.

En effet, les notions de morale et d'éthique, dans notre culture judéo-chrétienne, ne font pas toujours bon ménage avec la laïcité, et c'est dans ce vide entre sacré et profane que voudrait se trouver l'empathie, notion laïque, « civile », de remplacement, officiellement sans connotation spirituelle. Mais si on lit ce qui est écrit par les tenants les plus fervents, ce qui est encore un terme à consonance plus ou moins religieuse, de cette qualité, voire de cette vertu, on retrouve souvent des notions, des termes ou des argumentations qui rapprocheraient facilement les soignants des saints de l'hagiographie chrétienne : la compréhension sans jugement, jugement réservé, quant à lui, à une puissance supérieure, ici peut-être la maladie dans le rôle du fatum, l'ouverture à l'autre (le païen, le malade ?) et son écoute, le temps non compté, voire le bénévolat puisque les associations de soutien sont souvent d'abord des émanations des évêchés ou des congrégations religieuses, surtout avant l'apparition d'associations volontairement laïques, comme, par exemple, JALMALV, Jusqu'A La Mort Accompagner La Vie.

Prenons en exemple ce membre de phrase : « Le temps de l'annonce est celui de l'opportunité d'une rencontre… » De quoi parle-t-on, de l'annonce de la Bonne Nouvelle chrétienne ? Non, mais d'un séminaire sur l'annonce de la maladie, tenu à Paris le 14 février 2014 et dont le prospectus contenait cette proposition.

Il y a évidemment de nombreux soignants croyants, mais faut-il en faire une exigence, cette foi ne pouvant être un prérequis. Nous ne devrions pas avoir besoin d'une autorité supérieure, d'un au-delà qui nous justifierait, même si, dans certains cas, nous ne pouvons être absolument sûrs de nos savoirs professionnels et de notre capacité à les appliquer. La fin du soin et la mort du patient doivent-ils désespérer le soignant au point qu'il cherche refuge dans un ailleurs, un indéterminé qui excuserait ce qui est alors vécu comme un échec professionnel et personnel ?

Mais nous pouvons, au contraire, comprendre également que certains cherchent et trouvent dans une foi profonde le soutien nécessaire à l'accomplissement d'une tâche parfois enthousiasmante, parfois rude, mais qui nécessite toujours une implication complète de l'humain.

Bien sûr, tout soignant peut aussi être croyant, et nombreux sont ceux qui en portent témoignage. Combien de collègues médecins m'ont dit un jour, au cours d'une conversation où mon agnostisme personnel perçait de façon nette : « Comment peut-on être médecin sans croire en Dieu ? » Si ma réponse est bien la contraposée, « comment peut-on continuer à croire en Dieu en étant médecin ? », il s'agit là d'opinions, d'options individuelles qui engagent ceux qui les professent et leur permettent d'assumer leur pratique du mieux possible, la présence rassurante d'une transcendance pour les uns faisant peut-être face à un positivisme, une volonté d'un espoir en l'homme ou la science pour les autres.

Le côté professionnel des soignants, justement, devrait impliquer de conserver une distance à l'autre qui lui permette d'agir sans sentimentalisme excessif, bien sûr sans cruauté, sans violence inutile, sans agression inadéquate, mais, une fois une décision mûrement pesée et prise avec tous les intervenants idoines, sans tergiversations inadaptées. Que nous demandent d'ailleurs les patients, leur entourage et la société tout entière, quelles sont nos propres attentes ? Ces différents items, nous allons le voir, ne sont pas toujours cohérents, ni même seulement compatibles.

Les demandes de la société vis-à-vis des soignants sont multiples, et chacune, prise individuellement, est justifiée et raisonnable : soigner les malades, les guérir le plus fréquemment possible, sans agression ou examen inutiles, pour un coût compatible avec les disponibilités financières mobilisables (« si la vie n'a pas de prix, la santé a un coût et la nation un budget », D. Pergamnick, 1985), avec des personnels disponibles, formés et à l'écoute du patient ; une fin de vie, lorsque ce stade approche, digne, choisie collégialement, sinon unanimement, avec tous les acteurs concernés, et l'accompagnement de l'ensemble de ces mêmes acteurs dans le deuil éventuel et sa préparation…

Force est de constater d'emblée que certains termes sont contradictoires, malheureusement souvent, avec les faits. Les personnels soignants sont en nombre restreint, mal payés, surchargés, comme les médecins, de tâches administratives parfois indues et totalement chronophages. Nous en avons encore la preuve dans la crise sanitaire actuelle qui semble s'estomper, mais pendant laquelle force a été de constater la poursuite de fermetures de lits hospitaliers, voire de suppression de postes de soignants, la résistance du système de soin n'ayant été possible que grâce à un engagement absolu de ses acteurs, largement au-delà, dans certains cas, de ce qui aurait pu être raisonnable.

Certains traitements atteignent des prix exorbitants, pour des résultats parfois discutables. Des corps de métier sont sous-représentés de façon chronique dans les structures médicales, et on citera en particulier et de façon non exhaustive les psychiatres, psychologues, kinésithérapeutes, spécialistes de la douleur, des soins palliatifs, des soins aux personnes âgées… Les lits d'hôpitaux sont gérés à flux tendu de façon quasi industrielle. Les lois et règlements concernant le monde de la santé sont parfois mal connus, mal appliqués ou en décalage par rapport aux attentes de la société dans son ensemble ou de celles de certains groupes, professionnels ou de pression, et les lois Léonetti-Claeys, toujours en débat depuis des années, en sont un exemple parfois catastrophique, aboutissant à une absence d'unanimité dans l'appréciation des conditions de la fin de vie.

Tous ces éléments sont connus de chacun, et s'ils sont justifiables là aussi pour chacun d'entre eux pris un par un, ils dressent dans leur globalité un sombre portrait de la prise en charge globale du malade, et démontrent à l'envi une bureaucratisation parfois insupportable de notre système de santé.

Soin global (ce que la société attend des soignants)

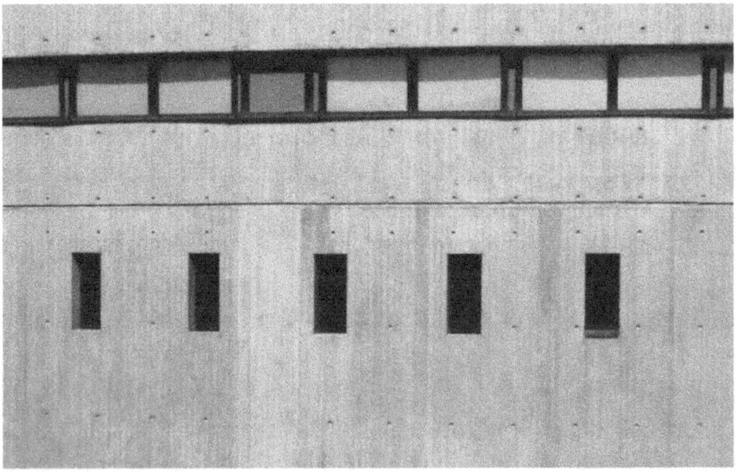

Et pourtant, combien peu de procès ou de réclamations par rapport au nombre de remerciements ou de louanges adressés à tous ceux qui se seront occupés d'un parent ou d'un enfant malade, même en cas d'évolution fatale. Combien d'exemples de dévouement de soignants qui auront su répondre à l'appel de patients, bien au-delà de ce que le fonctionnement du système de santé pourrait laisser attendre, sont apportés quotidiennement.

Parce que la plupart des acteurs du soin auront essayé et su entendre les demandes, même implicites et non exprimées, des malades et de leur entourage, parce qu'ils auront su répondre, par la parole et par leurs gestes ou leur présence, aux attentes de ceux dont ils ont la charge, l'ensemble, finalement, fonctionne. Avec des à-coups et des cahots, mais il fonctionne. Ce qui ne doit pas nous empêcher de nous interroger sur la façon dont nous pouvons améliorer, chacun pour notre part, ce fonctionnement.

Éthique (ce qu'un soignant attend de lui-même)

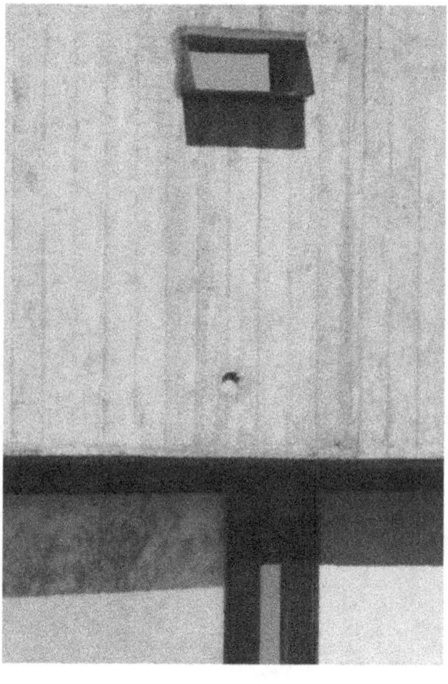

En effet, ne pas s'interroger sur sa propre pratique est le meilleur moyen pour la laisser se dégrader et empêche, à tout le moins, son amélioration. C'est sur ce plan que notre questionnement sur les paroles à échanger avec le malade prend tout son sens. Car nos propres attentes quant à notre fonctionnement en tant que soignant, nous ramènent à cette approche de l'éthique dont nous avons parlé plus haut, cette morale que chacun de nous s'applique à lui-même en tant que professionnel, et qui concerne parfois, ou souvent, quelques-uns des thèmes évoqués dans le paragraphe précédent, mais avec des angles de vue et des importances relatives toujours différentes.

Professionnalisme, guérison
(ce que le malade attend du soignant)

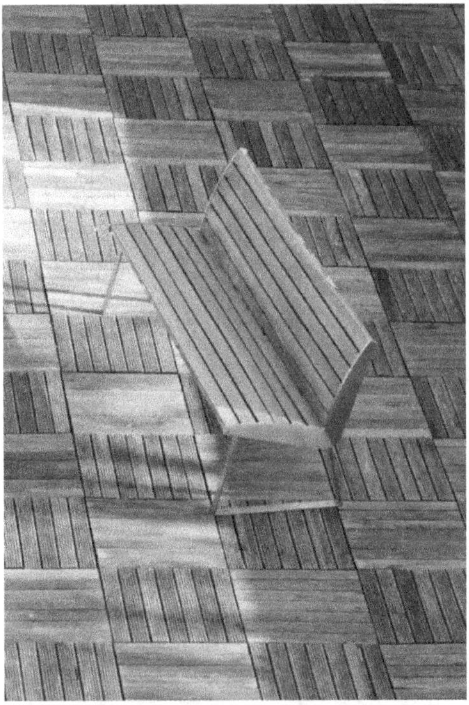

d. Les attentes des patients et de leur entourage (et fragments de socioanalyse)

Les acteurs non soignants **Les attentes**

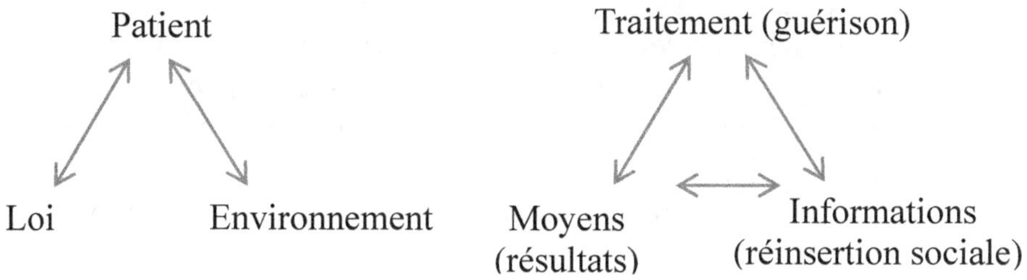

Les contraintes du soignant

Les demandes intermédiaires

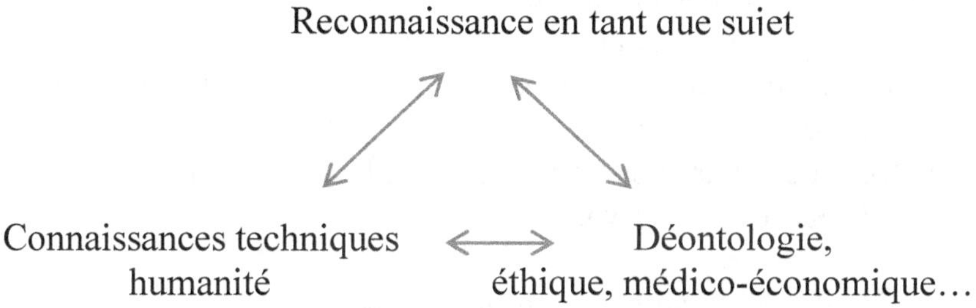

Le schéma précédent évoque les contraintes qui s'exercent sur le soignant, quel qu'il soit, et leurs intrications.

Les « acteurs » du soin, autres que les soignants, sont, tout d'abord le patient lui-même, dont les droits sont précisés par la loi, et les demandes sous-tendues par la société, son état à un moment et un endroit donnés, ce que j'appelle son environnement.

Le patient attend donc un traitement, l'amenant possiblement à la guérison, tout en étant reconnu comme un sujet acteur du soin et non pas un objet atteint d'une maladie. L'obligation de moyen qui s'impose aux médecins devient, pour certains patients et dans certains cas, définis sociétalement, de ce fait une quasi-obligation de résultats. Ce résultat, quel qu'il soit, ne sera admis pour le patient que s'il a été informé de façon satisfaisante (pour lui) des différentes étapes du soin, et si ce même résultat permet une réinsertion sociale optimale, en principe normale. Mais ne nous leurrons pas, les attentes des malades n'ont parfois aucun rapport avec les capacités des soignants ou la réalité de leur pathologie. L'hôpital n'est pas un monde de Bisounours.

Par-delà cette simple remarque, si la loi impose que tout soignant ait obtenu une attestation des connaissances nécessaires à l'exercice de son métier et qu'il les applique, comme nous l'avons vu, avec humanité, l'environnement exige simultanément le respect d'une déontologie, l'application d'une éthique et un souci médico-économique.

Ces notions sont parfois contradictoires ? Oui, certainement, mais cela dépasse largement le cadre de cette réflexion, et nous nous contentons de signaler ce hiatus dialectique… Certains points nous semblent néanmoins entrer dans le cadre de ce travail.

Écouter le patient, son entourage, entendre leurs attentes, les comprendre et y répondre autant que faire se peut, y répondre par la Vérité (ou une vérité ?), voilà ce que serait le rôle du médecin et des soignants. Cela semble si simple ! Nous allons évoquer cette prétendue simplicité dans les prochains paragraphes. Précisons d'emblée que les phrases en italique et entre guillemets sont celles prononcées par des patients lors de rencontres, ou pendant des consultations. Rappelons aussi que nous avons choisi de rester dans le cadre des examens à visée oncologiques, forcément plus « stressants » pour les acteurs du soin, soignants ou patients, même s'il n'y a pas de différence fondamentale entre les réponses à apporter à des malades porteurs de pathologies différentes. En effet, un examen cardiologique très pathologique, par exemple, peut être largement aussi impactant pour la vie quotidienne du patient qu'une annonce d'un « petit » cancer prostatique localisé. Et pourtant, peu de collègues éprouvent des difficultés à expliquer les résultats d'un examen cardiaque…

Pour éviter les faux-pas lors du colloque singulier, et à condition que ce colloque ait bien lieu, que chacun des protagonistes le veuille, il est évidemment indispensable, avant tout, d'être à l'écoute du patient pour tenter de saisir ce qu'il attend de nous, en dehors de la guérison que nous pouvons être dans l'incapacité de lui offrir. Mais le sait-il, ce qu'il voudrait voir sortir de ce dialogue ? « *Nous-mêmes, on ne sait pas ce qu'on attend* » dit une femme de 45 ans, « *chaque personne attend autre chose* » affirme une infirmière porteuse d'un cancer du sein, « *pourvu que la réponse qu'il va me donner soit positive pour moi* » questionne un homme de 70 ans, sans pouvoir préciser ce qu'était cette positivité attendue….

Et ces attentes, lorsqu'elles sont plus conscientes ou verbalisées, sont-elles univoques, et ce qui est dit représente-t-il le fond de la question ?

« *Moi, je sais que je n'ai rien, mais si j'avais quelque chose, je ne voudrais pas qu'on me le dise* ». Ce patient, médecin, qui venait après un long parcours diagnostic et un bilan d'extension pouvait-il vraiment ignorer ce que nous cherchions et ce qu'il avait réellement ? Cette phrase-défense ne voulait-elle pas aussi dire : ce n'est pas de toi que je veux une réponse : « *Je n'étais pas venue pour m'entendre dire ça* » comme le dit une femme effondrée après la découverte d'un cancer, a priori curable ?

Au contraire, « *j'avais besoin du côté abrupt de l'annonce* » complète l'infirmière déjà citée, « *moi, j'avais besoin qu'on soit cash avec moi. C'est pas bon, c'est pas bon, qu'est-ce que ça veut dire ?* » montrent clairement que certains patients ont besoin de savoir au plus vite ce qui se passe.

« *On apprend la maladie, on prend une claque, et après, on se bat ou on se laisse aller* ». Bien sûr, chacun répond avec ses propres ressources à cette annonce, dont la violence ne correspond pas forcément à la qualité de la formulation, mais à la maladie annoncée, ou plutôt à l'image que s'en fait le patient, ici un patient qui a mis de longs mois à admettre son cancer colique et le traitement chirurgical proposé avec une colostomie définitive (abouchement direct du tube digestif à la peau abdominale sans passage par l'anus) probable.

Et cette image est fréquemment celle de la mort, entendue comme imminente ou inéluctable : « *J'étais morte en sortant de ce bureau* » dit cette autre femme qui est passée par une période de refus de soin, « *je voulais terminer un travail, faire une fin* » nous dit le même patient porteur d'un cancer colique, ou celle d'une chirurgie vécue d'avance comme un échec ou au moins une dégradation : « *Mourir sur une table d'op, c'est insidieux, c'est sale* », « *je ne voulais pas que les conséquences m'empêchent de continuer ma vie* » pour encore le même patient.

Et si ce n'est pas la chirurgie qui semble intolérable au patient, ce peut être la chimiothérapie. Pour ce patient porteur d'une lésion pulmonaire bilatérale et donc a priori inopérable, et dont la demande d'examen s'ornait d'un « Refuse la chimiothérapie !!! », une rencontre brève a suffi pour qu'il dise qu'il ne voulait pas *« être empoisonné par ça comme [sa] femme »,* décédée 10 ans plus tôt d'un cancer ovarien. Quelques explications simples ont ensuite permis d'entrouvrir des portes et ont autorisé une reprise des réflexions sur les thérapeutiques adaptées, dont, bien sûr, la chimiothérapie.

Mais pour ceux qui en sont capables et qui ont surmonté ce choc, se pose la question de l'après, du traitement, avec pour certains un désir d'être le plus possible pris en charge : « *Docteur, faites ce que vous voulez, vous êtes là pour ça* » pour plusieurs patients plus âgés, se considérant peut-être comme trop peu cultivés pour être capables de choisir, ou pour lesquels cette responsabilité est ressentie comme trop lourde. Pour d'autres, au contraire, on retrouve une volonté de participer au maximum au traitement : « *J'ai voulu être mon propre médecin. Je n'acceptais que si c'était en accord avec moi-même* » pour cette patiente soignante, très engagée sur le plan de l'écologie et des médecines alternatives, ayant refusé la chirurgie initialement conseillée.

Dans le cas particulier de notre travail, les rencontres médecin/malade interviennent, entre autres, immédiatement après l'examen complémentaire, peu agressif en tant que tel, mais qui nécessite, par exemple, dans un premier temps une phase d'isolement d'une heure puis une immobilité d'environ un quart d'heure, temps favorables à une « rumination intellectuelle » propice aux montées d'angoisse : « *Plus c'est technique, moins c'est humain. Et c'est là qu'on en a le plus besoin, de l'humain* » dit une femme de 60 ans environ, qui a eu beaucoup de mal à intégrer l'annonce faite. Et les questions sont souvent radicales : « *Bon, j'ai un cancer ?* » ou « *Je vais mieux, ou pas ?* ». Il faut être bien conscient et rappeler que nous ne sommes absolument pas, nous en tant que médecins spécialistes d'imagerie médicale, dans le cadre d'une consultation d'annonce formalisée, ni même d'une consultation médicale habituelle, mais bien dans celui d'un rendu de résultat d'examen complémentaire, même s'il est souvent fortement informatif.

Enfin, pour ceux qui parlent de la suite, des inconvénients des traitements subis, et justement de ceux dont les conséquences, selon eux, auront été minimisées : « *Qui a le droit de dire : ça, ce n'est pas grave ?* », à propos de la perte des cheveux liée à la chimiothérapie, dans ce cas précis, ou qui viennent se plaindre de la façon dont une annonce a été faite ou une information donnée : « *Vous savez comment qu'elle a besoin ou pas d'une annonce ou d'une information, ou pas ?* » pour une patiente agressive, mais en fait en demande, justement d'une information dont elle était sûre que je refuserais de la lui apporter. Comment entendre autre chose qu'une détresse absolue : « *J'ai tellement peur, Docteur* » entendu fréquemment dans la bouche de patients à qui un sourire et des mots simples parfois sont seulement nécessaires, détresse qui ne demande justement pas à être partagée : « *Je savais qu'au fond de lui, il avait peur pour moi. Et ça, ça a été terrible pour moi* » pour la patiente précédente, après qu'un lien se soit brutalement lié en quelques minutes de discussion, prouvant de ce fait encore une fois l'inanité d'un désir d'empathie.

Enfin, il y a aussi la volonté de reconnaissance en tant que sujet autre que l'objet des soins : « *je ne suis pas une maladie* » dit cet homme âgé, avec une longue histoire personnelle, une riche carrière professionnelle et une forte volonté de participer à la gestion de son cancer, quelquefois après de douloureux reniements : « *je suis la nouvelle Anne, je ne suis plus celle d'avant, j'ai lâché prise sur beaucoup de choses* » pour l'infirmière déjà citée plusieurs fois.

Parfois, malheureusement, nous devons accepter l'échec de ces rencontres. Par exemple, pour cette femme d'une quarantaine d'années, revue un peu plus de deux ans après un premier examen, et pour laquelle l'évolution d'un cancer du sein semblait tellement péjorative que la question des traitements effectivement réalisés est posée, et qui répond : « *Non, je n'ai pas fait de traitement conventionnel, mais de la réflexologie plantaire et j'ai pris des compléments alimentaires »*.... Que lui dire, alors qu'elle avait perdu pratiquement toutes ses chances de guérison, par sa faute peut-être, mais sûrement aussi parce que les médecins qu'elle avait rencontrés n'avaient pas su lui expliquer ce qui se passait ?

L'information du patient

Les faits, ou ce qui en est dit

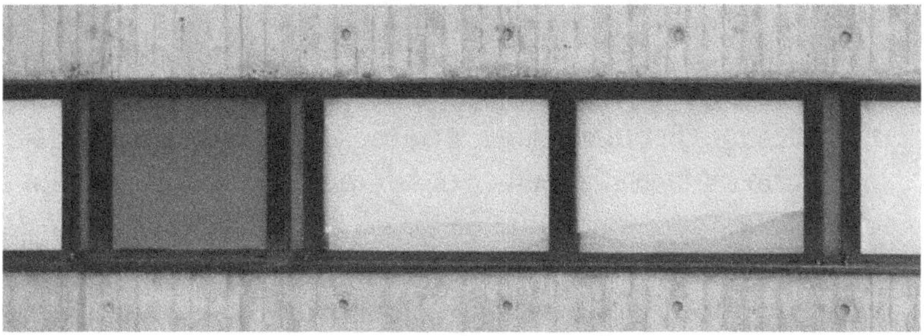

Ce qui en est compris

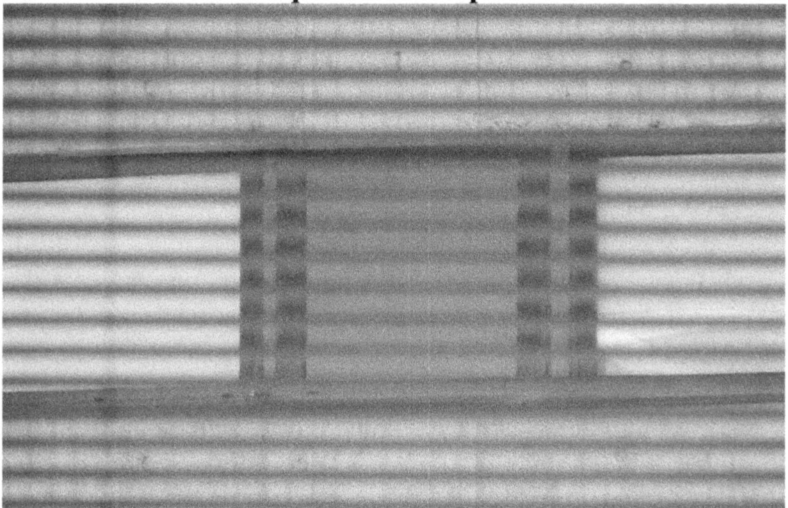

Si ce court florilège montre une seule chose, c'est bien la diversité de l'humain en général, et des demandes et des réactions des patients en particulier. Il n'y a aucune règle systématique de prise en charge à en tirer, puisque ce qui est bon pour l'un sera catastrophique pour l'autre, puisqu'une phrase bien ou mal dite, même si son sens reste le même, peut détruire une image, une confiance, une relation. Bien entendu, nous verrons plus loin que les risques d'erreurs graves peuvent être partiellement minimisés, même s'ils ne sont jamais annulés.

Et l'ensemble de ces phrases, nous semble-t-il, montre d'emblée que la notion de vérité absolue n'a pas sa place dans la relation malade-médecin. Tout d'abord, il faudrait que nous soyons sûrs de la connaître, cette vérité, si tant est qu'il y en ait une, autre que celle du hasard, pour les uns, du destin pour les autres. Que les éléments du discours médical recouvrent de larges pans d'une connaissance, bien sûr. Mais cette connaissance est souvent aussi celle d'une statistique (chance de guérison, fréquence des effets secondaires, risques des complications, signification de la positivité d'un examen…). Le plus souvent, les choses se passent comme elles doivent se passer, les résultats des examens complémentaires sont conformes aux attentes et significatifs, tout se déroule comme prévu. Mais pas toujours, et l'état des connaissances médicales ne permet pas forcément d'expliquer ces écarts à la norme. Les statistiques sur des populations ne sont que des indications plus ou moins aléatoires pour un individu pris isolement.

Heureusement, la médecine n'est pas seulement une science statistique et les résultats des traitements ne sont pas seulement liés à un jet de dé. Mais les sensibilités individuelles à une thérapeutique donnée, tant que nous ne sommes pas en mesure de les expliquer scientifiquement, semblent le fait du hasard ou de la malchance, et il ne peut donc pas y avoir de

Vérité autre que celle, éventuellement, d'un diagnostic à asséner au malade, et un diagnostic apporte souvent seulement, pour les pathologies malignes notamment, un pronostic statistique. Nous l'avons vu plus haut, on ne ment pas à un patient. Mais est-il vraiment indispensable de lui asséner brutalement des diagnostics, ou des éléments pronostiques péjoratifs, sans savoir s'il y est préparé. Notre rôle n'est-il pas, justement, de permettre une approche moins violente de la maladie, par petits pas.

Encore une fois, informer le patient, ce n'est pas l'obliger à entendre ce qu'il ne voudrait pas entendre, mais le préparer à comprendre la suite de la prise en charge qui lui sera proposée ultérieurement.

Nous n'aborderons pas ici les multiples mécanismes de défense des patients contre l'annonce ou l'acceptation de la maladie, qui ont été décrits à l'envi dans de multiples ouvrages, articles et cours, et dont un certain nombre sont facilement repérables dans les phrases des malades citées plus haut. Ces mécanismes varient selon chaque patient, évoluent dans le temps et ne sont, globalement, que rarement pathologiques. Cela n'est pas notre sujet.

En plus de ces attentes plus ou moins conscientes ou avouées des patients, on trouve également les volontés de l'entourage, qui tournent très fréquemment autour d'un « *ne lui dites rien, Docteur, il ne le supportera pas, je le ferai plus tard* ». Combien de fois, lors d'un passage près de la salle d'attente, sommes-nous happés par la famille de celui qui est en cours d'examen : « *je voulais vous dire, Docteur...* ». Comment expliquer à ceux dont la détresse est visible que nous ne voulons pas affirmer un diagnostic ou une certitude que nous ne pouvons posséder, et encore moins exclure le premier intéressé de son propre combat ? Comment faire comprendre que seule une attitude commune à tous ceux qui devront lutter ensemble va permettre aux uns et aux autres de passer cette épreuve, non pas sans dégâts ou sans séquelles, mais au moins de face, et que ce rassemblement, peut-être le dernier (ou le premier, dans certains cas ?), face à l'adversité, est la seule solution pour que chacun puisse conserver sa dignité.

Cette impossibilité pour les proches, la famille, d'assumer, là aussi, ce qui est tenu pour une certitude de mort annoncée - et pourtant, dans la finitude humaine, y a-t-il une autre certitude que celle de notre mort qui adviendra un jour ? - de celui qu'on aime, cette sensation que tant que les choses ne sont pas dites, elles sont moins inéluctables ou en tout cas plus facilement tolérables dans une espèce de brouillard d'incertain, ce désir de silence, n'ont rien à voir avec une demande du patient lui-même. Il a, souvent, compris bien avant qu'on le lui dise de quoi il retourne, même s'il ne sait pas ou ne désire pas nommer son cancer. Pour lui aussi, quelquefois, il est plus simple de « faire comme si » il ne se passait rien, pour ne pas avoir à affronter en plus la souffrance des proches, des enfants, du conjoint, pour ne pas obliger l'entourage à modifier son comportement, même si le regard de tous envers celui qui prend le statut de « malade » change fréquemment immédiatement.

Cette volonté de protection, fondée, peut-être, sur de bonnes intentions, dont l'enfer, tout de même, serait pavé d'après la sagesse populaire…, mériterait évidemment d'être discutée, analysée avec ceux qui en sont porteurs. Mais est-ce le rôle du médecin spécialiste d'imagerie, le moment d'un résultat d'examen complémentaire est-il le mieux adapté pour le faire, alors que dans la quasi-totalité des cas, le patient et son entourage ne seront pas revus, ou alors beaucoup plus tard, dans le cadre d'un bilan d'évolution, de suivi, en tout cas largement après les premières phases thérapeutiques ? Alors aussi que le temps presse souvent, pour le malade et le médecin, que les rendez-vous s'enchaînent pour les deux protagonistes et qu'il y a tant de choses à faire et si peu de temps pour tout cela ? Et pourtant, encore une fois, c'est souvent à ce moment que la question fatidique tombera : « *Ai-je le cancer ?* »

e. Les attentes du médecin prescripteur

Une autre problématique vient parfois compliquer encore un peu une situation déjà complexe, celle des exigences du médecin prescripteur. Dans l'immense majorité des cas, par exemple pour un examen par Tep, nous sommes en possession d'une demande d'examen explicitant l'histoire clinique du patient et les attendus médicaux. Mais nous n'avons que très rarement d'information sur ce que sait le patient de la recherche diagnostique en cours. Et lorsque, les images pathologiques et positives en main, il arrive qu'un contact téléphonique soit pris directement avec le médecin adresseur, il peut nous arriver de nous entendre répondre « Dis-lui que je lui en parlerai en même temps que du traitement quand on se verra dans deux jours (ou après la réunion de concertation pluridisciplinaire) », ou « Tu peux lui dire, ça me fera gagner du temps » !

Il ne s'agit pas là de jeter la pierre à qui que ce soit, mais parfois, la situation est pratiquement ingérable…

Ce qui explique les longues listes de médecins fréquemment retrouvées dans les secrétariats médicaux des services d'imagerie : « Ne pas revoir après examen pour les Drs… », « Toujours revoir après examen pour les Drs… », « Ne pas donner les résultats aux patients pour les Drs… », etc., etc., listes qui ne nous empêchent évidemment pas de faire ce qui nous semble nécessaire, ce qui amène des « discussions confraternelles franches » sur les thèmes : « pourquoi tu l'as revu (ou pas revu, dans certains cas) après l'examen ? » ou « pourquoi tu lui as parlé (ou pas parlé) ? », alors même que l'exigence du patient, sans même parler du devoir déontologique, voire légal, nous l'avons vu, nous l'impose, ou encore le fameux « qu'est-ce que tu lui as dit (ou pas dit), il (elle) est dans un état d'angoisse pas possible ! ».

Bien sûr, il arrive aussi, et évidemment très fréquemment, que le patient ait été informé à l'avance par son médecin du diagnostic en cours de bilan, des différentes possibilités, et qu'il soit au clair avec l'examen et ses suites possibles. Il sait que le diagnostic définitif lui sera expliqué lors d'un rendez-vous proche, en même temps, si nécessaire, que les traitements adéquats. Mais on parle peu des trains les plus fréquents, ceux qui arrivent à l'heure…

VI. Savoir dire, savoir se taire, vérité(s) et mensonge(s)

Sachant que nous ne connaissons quasiment rien d'autre du patient que les résultats de son examen, que nous sommes dans l'impossibilité quasi complète, dans le bref laps de temps qui nous est imparti, d'appréhender son vécu, et notamment ce qui fait éventuellement sens pour lui dans sa pathologie, mais qu'il nous est fait obligation absolue, tant médicale qu'humaine, morale, éthique, légale, réglementaire, ordinale ou sociétale, de rencontrer ce malade au cours et au décours de l'examen par Tep et de répondre à son questionnement, que faire et comment faire ?

Informer le patient de façon adaptée, ce n'est pas le forcer à entendre, c'est le préparer à comprendre.

Nous avons vu précédemment qu'il n'est pas possible de tracer de règle systématique de ce qui serait une « bonne » prise en charge du patient compte tenu de la multiplicité des pathologies et de la variabilité des attentes de ces patients. Par contre, ce qui est certain, c'est qu'il faut se préparer à l'imprévu, à l'inconnu et à l'échange. Ce qui est certain, c'est que nous sommes amenés à nous ouvrir le plus possible aux paroles de l'autre, pas forcément pour ressentir ce qu'il ressent (nous en avons déjà parlé), mais pour essayer de comprendre ce qu'il veut nous dire. Et pour avoir une chance d'aboutir à ce résultat, il va falloir être capable d'affronter nos propres angoisses, en tout cas de les reconnaître, afin d'éviter de dresser les barrages de nos propres mécanismes de défense (dont nous allons citer quelques formes) contre le patient et ce qu'il peut provoquer en nous.

D'abord, nous avons à répondre par la vérité. Mais depuis Platon, qui observait à peu près, dans le Ménon, que si on savait ce qu'est la vérité, on n'aurait pas besoin de la rechercher, et qui la classe dans les absolus (les transcendantaux) avec le Bien et le Beau, peu ou prou tous les philosophes se sont confrontés à cette notion. Descartes, avec son trop fameux « Je pense, donc je suis » (in « Le discours de la Méthode » en 1637) explicite cette notion, pour lui difficilement définissable : la vérité est ce qui n'est pas le mensonge, qui n'est pas la vérité.... Si je suis capable de penser, c'est que je suis, est la seule vérité évidente.

Certains ont recherché des définitions plus « opérationnelles », depuis St Thomas d'Aquin : « La vérité est l'adéquation de la chose et de l'intellect » (in Summa I, 16,1), jusqu'à Leibniz qui affirmera que l'homme finit par prendre pour vrai ce qu'il voudrait qui le soit, ou les tenants d'une vérité scientifique, dont on sait les avatars au fil du temps ou des lieux : « vérité en deçà des Pyrénées, mensonge au-delà » pour Pascal in « Les Pensées », tome 1, en 1670, reprenant l'assertion équivalente de Montaigne.

Rares sont ceux qui affirmeront avec Kant la nécessité absolue de la vérité et, surtout, le devoir de véracité, d'affirmation de cette vérité, même à l'encontre d'un intérêt immédiat, au nom de la valeur intrinsèque de l'humanité.

De façon évidente, la vérité due au malade d'après les textes légaux et réglementaires aussi bien que selon la « simple » humanité, est une vérité relative, variable dans le temps. Pour les soignants, c'est cette relativité même qui fait débat, « kantique » pour quelques-uns, quantique et donc réductible en infimes fragments discontinus pour d'autres, incertaine pour tous.

Cette certitude de nécessité d'une vérité dite au malade n'est d'ailleurs pas aussi évidente qu'elle peut le sembler, puisque la « Une » du journal « Le Quotidien de Médecin » du 1° mars 2019 était : « Entre volonté de transparence et pragmatisme : Faut-il toujours dire la vérité aux patients ? ». Le premier paragraphe disait que la question restait ouverte et le débat vif entre praticiens, malgré la loi de 2002....

En fait, encore une fois, il s'agit d'une mauvaise appréhension du problème, une information absolument sincère du patient se transformant en violence supplémentaire, comme dans ces cas assez fréquents de patients nous disant, à propos d'un choix thérapeutique laissé trop ouvert : *« Vous, qu'est-ce que vous en pensez ? Il (elle) m'a dit d'aller voir sur Internet... »* Le médecin se décharge alors sur le web d'une part importante de son rôle, qui n'est pas de choisir pour le patient, mais de lui donner les éléments permettant ce choix, lorsqu'il est effectivement possible et raisonnable.

Dans le cadre de cette rencontre bien particulière qu'est le rendu d'un résultat d'examen d'imagerie à visée oncologique, et tout particulièrement lorsque l'examen est « positif » vis-à-vis de la pathologie et non du malade, bien entendu, le plus facile, le plus confortable dans l'immédiat pourrait être de mentir : « je ne vois rien », ou, pire, « il n'y a rien », ou d'esquiver les questions, même et surtout lorsqu'elles sont précises, en parlant de la pluie et du beau temps, par exemple. Ces deux mécanismes sont fréquemment liés, et rendent la suite de la prise en charge particulièrement ardue, pour peu que le soignant ait su se montrer convaincant. Le malade repartira rassuré, certes, mais le choc n'en sera que plus rude lorsqu'il faudra assumer, par exemple, le diagnostic réel et les suites thérapeutiques éventuellement agressives.

Moins graves peut-être quant aux suites pratiques, mais tout aussi négatives quant à l'ébauche d'une relation thérapeutique, la banalisation forcée, la dérision, voire l'agressivité du soignant vers le patient. Ce n'est pas banaliser que d'expliquer à un patient que le cancer de la prostate est le plus fréquent des cancers de l'homme, mais dire que « tout le monde s'en sort » est tout à fait autre chose. Ce n'est pas de la dérision qu'essayer d'arracher un sourire à un patient en lui expliquant que tout sera mis en œuvre pour l'aider, mais c'en est que se dire qu'il appréciera sûrement « la bonne blague » sur le cancer qu'on a entendu la veille. Et l'agresser parce qu'il (ou elle) pleure, c'est faire preuve d'un manque flagrant de professionnalisme. Bien sûr, la « récupération » du patient par le professionnel suivant est parfois plus aisée que dans le cas précédent, mais elle provoque une perte de confiance qui se globalise sur l'ensemble des soignants. De la même façon, tout dire sans autre précaution « parce que c'est comme ça », peut être vécu par le malade comme une agression, même si ce n'est en aucun cas volontaire de la part de celui qui apporte les explications, et que certains patients attendent justement, nous l'avons vu, une annonce immédiate et peut-être brutale.

L'identification est également un mécanisme de défense du soignant, et c'est bien en ce sens que l'empathie peut être autre chose qu'une vertu, même si elle peut sembler plus « gentille », puisqu'elle va pousser le soignant à projeter ses propres sentiments, vécu ou valeurs vers son malade, ce qui aboutit forcément à des contresens ou une agression. Le risque est alors de donner des conseils dépassant de loin les compétences et les responsabilités de celui qui parle, et donc de mal orienter le patient, aboutissant là aussi à une perte potentielle de confiance envers les soignants dans leur ensemble, puisque l'oncologue vu par la suite dira bien autre chose que ce que le malade aura entendu de prime abord. Ce n'est pas parce que « *moi, à votre place, je choisirais les rayons* », phrase que je me suis malheureusement entendu dire à un patient qui m'avait ému parce qu'il me faisait penser à mon grand-père, que c'est effectivement la solution optimale pour ce patient-là, ni à ce moment précis. Ce n'est pas parce que tel patient fumeur invétéré me disait refuser catégoriquement d'arrêter de fumer malgré une forte suspicion de cancer bronchique : « *et qu'est-ce qui me restera après, et est-ce que vous êtes sûr que ça me permettrait de guérir ?* » que, pour autant, la phrase qui m'a échappé il y a longtemps, « *comme ça, vous savez pourquoi le traitement a de bonnes chances de rater* », était de quelque façon justifiée ou excusable, même par mon inexpérience de l'époque.

Un mécanisme plus fréquemment retrouvé, notamment dans les disciplines médicales les plus techniques, est le recours à un discours « jargonnant », incompréhensible pour le commun des mortels et même pour une bonne part des médecins non spécialistes de la question. S'il n'y a pas là de mépris volontaire pour le patient et son éventuelle incapacité à comprendre ce qu'on lui dit, on retrouve bien sûr ici une position de refuge du médecin dans la forteresse de son savoir, forteresse la plus inexpugnable possible, qui lui évite de se remettre éventuellement en cause, en cas d'échec, d'erreur ou d'impossibilité d'obtenir la guérison par exemple.

Il ne faut pas voir, néanmoins, dans cette liste, un éloge de la froideur dans la relation médecin/malade, mais bien plus la nécessité absolue de la recherche d'un équilibre entre ce que le soignant sait (réellement ?), ce qu'il pense que le patient et/ou son entourage doi(ven)t savoir et ce que celui(ceux)-ci est (sont) prêt(s) à entendre et à comprendre.

Pour aboutir au mieux à ce résultat, en plus des qualités nécessaires à l'écoute du patient, et précisons d'emblée que ces qualités peuvent s'acquérir grâce à des formations adaptées, par exemple, il y a aussi la nécessité absolue de sacrifier un peu de ce qui manque parfois le plus aux soignants : le temps.

De ce fait, dans le but de tenter de faire au mieux avec les moyens à notre disposition, nous avons choisi d'essayer de procéder de la même façon dans les différents services où nous avons pu exercer, avec l'accord et la participation de l'ensemble des équipes en place.

Les patients sont vus une première fois par le médecin ou au moins un manipulateur expérimenté avant la réalisation de l'examen, de façon souvent brève, entre 5 et 10 minutes, très rarement plus d'1/4 d'heure. Le thème annoncé de cette rencontre est d'expliquer au patient le « modus operandi » de l'examen. Mais, pour le médecin, le but est surtout de faire parler le patient de ce qu'il sait ou croit savoir de sa pathologie, de ses sentiments ou de toute autre chose qui lui semble importante à dire, à un moment où aucune question ne peut recevoir de réponse un tant soit peu fondée par un résultat objectif puisque l'examen n'a pas encore eu lieu, ce que tous comprennent fort bien. Cette phase « d'approche » du patient n'est pas angoissante pour lui, puisqu'on lui explique ce qui va se passer, et souvent extrêmement informative pour l'équipe. Elle prépare de façon très satisfaisante les deux étapes suivantes, la réalisation de l'examen, dont nous avons parlé plus haut et, surtout, le rendu des résultats. Elle permet également de rencontrer l'entourage du patient, s'il est accompagné, ce qui est très fréquemment le cas, et de commencer à percevoir d'éventuelles divergences d'option ou d'opinion. Ce moment doit nous entrouvrir la porte qui nous autorisera à accéder plus facilement au patient.

Mais, bien sûr, la rencontre principale est celle qui a lieu après l'examen, et celle-là est autrement plus délicate, car souvent chargée d'attente et d'espoir. Comme nous l'avons vu plus haut, il nous appartient de donner, non pas un diagnostic, dont la certitude appartient exclusivement à l'anatomo-pathologiste (médecin spécialiste qui analyse les tissus ramenés par les biopsies, par exemple, et définit entre autres leurs caractéristiques cellulaires), non pas un traitement, puisque celui-ci sera fixé par le médecin oncologue, radiothérapeute ou spécialiste d'organe concerné, et discuté lors des Réunions de Concertation Pluridisciplinaires (RCP), mais une orientation compréhensible par le patient, basée sur une image, rarement pathognomonique, mais souvent très informative. Il faut que le malade puisse, s'il le veut et le peut, comprendre que la présomption de cancer s'aggrave, ou, au contraire, n'est pas modifiée par l'examen. Que le premier traitement qu'il a subi semble avoir été efficace, ou qu'il n'a pas permis de modification de l'image antérieure. Que l'on retrouve, ou pas, d'aspect évocateur d'une récidive, d'une métastase ou d'un envahissement, mais en parlant effectivement d'aspect, d'image, jamais de certitude. Cette deuxième rencontre, elle aussi, dure une dizaine de minutes en général, soit de 15 minutes à ½ heure (rarement) en tout par patient, ce qui est beaucoup compte tenu du nombre d'examens quotidiens.

L'une des plus grandes difficultés, pour le médecin spécialiste d'imagerie, qui a, nous l'avons vu plus haut, l'obligation de revoir le patient après l'examen, est de ne pas se laisser aller à dépasser son rôle, à annoncer des diagnostics insuffisamment fondés ou à proposer des orientations thérapeutiques qui dépassent sa compétence, sans pour autant rester dans un flou trop angoissant pour le patient et sans lui mentir. Il devra savoir dire « je ne sais pas » lorsque cela est réel ou simplement nécessaire, dire « je ne vois rien » au lieu de « il n'y a rien », et toujours laisser toutes les possibilités ultérieures ouvertes, en rappelant que le diagnostic complet découle d'un ensemble d'éléments, dont la Tep ou l'IRM, par exemple, ne sont qu'un fragment, même s'il nous semble aujourd'hui fondamental.

Mais aussi, dans le bref temps de discussion de ce colloque singulier, il est possible d'apporter des paroles rassurantes. De dire, non pas « nous allons vous guérir », mais « nous ferons tout ce qui est possible pour y arriver ». Si le patient envisage une issue fatale, parfois à raison, mais parfois de façon très probable à tort, il est possible de lui affirmer qu'il ne sera pas seul, et que, même si la guérison n'est pas certaine, un soulagement important, et souvent long, pourra être obtenu. Il ne faudra pas oublier que nous ne sommes pas dans le temps d'un dispositif d'annonce organisé et que le patient repart assez vite chez lui, et qu'il ne doit pas, si c'est possible, se trouver face à des angoisses plus importantes que celles qu'il avait en arrivant. Il faudra essayer de percevoir si le patient a besoin de plus, ou de moins de paroles, essayer de comprendre si nous en avons trop dit ou pas assez et s'il y a une bonne adéquation entre ce que nous aurons voulu dire et ce que le malade et éventuellement son entourage en aura compris.

Tous ces éléments, bien sûr, expliquent pourquoi de nombreux spécialistes d'imagerie choisissent, jusqu'à aujourd'hui, d'éviter une bonne part de ces problèmes en ne voyant pas les patients après l'examen, ou se contentent d'un vague « j'envoie les résultats à votre médecin », ce qui, répétons-le encore une fois, est contraire à la loi, tant à son esprit qu'à sa lettre, et aux exigences ordinales. Les malades sont souvent habitués à cette façon de faire, mais il est peu probable qu'ils s'en satisfassent réellement, ce que prouve d'ailleurs la fréquence de plus en plus grande des recours contentieux à l'encontre de cette réponse. Cette mise en danger légale du médecin évite une mise en risque intime plus profonde, vue et vécue par lui comme bien plus dangereuse, ou en tout cas plus angoissante, et le dégage certainement d'une prise en charge sans doute plus difficile. Mais peut-on penser que se défausser de ces obligations d'information puisse rester possible encore longtemps ?

Conclusion

Arrivé au terme (provisoire ?) de ce travail, des imperfections nous apparaissent d'emblée, et la plus importante est sans doute l'interrogation sur son opérabilité, son utilité pratique.

Certes, si on peut penser que l'état des lieux actuels des exigences des uns et des autres, ainsi que des pratiques, est rendu d'une façon relativement ressemblante à notre réalité quotidienne, il n'est absolument pas sûr qu'il soit possible d'utiliser ce bref texte pour proposer une façon de faire, un type de prise en charge applicable conforme aux exigences de la loi en même temps qu'aux demandes des patients ou qu'aux possibilités réelles des soignants, notamment médecins.

Mais est-il possible de proposer à chacun un travail éthique en dehors, éventuellement au-delà, de ses capacités psychologiques, ce qui n'implique en rien une carence professionnelle technique ? Est-il pensable de faire abstraction du vécu des uns et des autres pour passer à un stade où il soit possible d'assumer ses propres angoisses, en tout cas suffisamment pour permettre une écoute efficace, utile, du patient ?

Ce questionnement n'est en rien différent selon le médecin concerné : l'isotopiste au décours d'un examen par Tep, le radiologue après un examen sophistiqué, sont dans la même situation que le médecin traitant à sa consultation. Le médecin reste toujours pour une part « face » au malade, même s'il se veut le plus possible à son côté dans le combat contre la maladie.

Reconnaître et assumer ce positionnement est à notre sens le seul moyen d'offrir à celui qui le demande une aide réelle autre que purement technique, ce qui permettra à tous les protagonistes d'aboutir à une collaboration efficace, accompagnant la guérison somatique probable d'un moindre délabrement psychique.

Il n'en reste pas moins que nous devons nous imposer, autant que possible, en tant que soignants, de porter un regard de responsabilité humaine en même temps que technique sur nos patients. Nous avons à nous engager dans un travail personnel qui permette de regarder l'autre autrement que comme un gêneur porteur d'une maladie qui serait seule intéressante, en admettant notre propre faillibilité tout en nous assurant de l'évolution qualitative et quantitative de nos connaissances.

Nous avons à nous former, encore et toujours, et notamment à cette information au patient et à la reconnaissance de ses besoins.

Reconnaître en même temps notre propre responsabilité éventuelle, lorsqu'elle peut être engagée, dans un échec, fait tout autant partie des éléments qui nous sont demandés par l'ensemble des composantes de la société. Cela peut nous permettre à tous, si les questions sont posées avec franchise et honnêteté, d'affronter les exigences croissantes des malades confrontés à des pathologies graves, parfois chroniques, quelquefois mortelles, et pour lesquels, patients autant que pathologies, toute certitude est le plus souvent exclue.

Bibliographie

Textes légaux et réglementaires

Code de Santé Publique, articles L. 1111-2, L. 1111-4 et suivants, loi du 4 mars 2002 (qui réaffirme le droit du patient d'être informé, associé à toutes les décisions de prévention, de diagnostic et de soin qui le concernent).

Code de Déontologie médicale, Article 35 (article r.4127-35 du CSP) (sur l'information au patient).

Décision de la Cour de Cassation, Cass. Civ 1, 16.1.2013, N° 14 (sur l'information au patient par tout médecin, y compris les spécialistes en imagerie).

Manuel de Certification des Établissements de Santé, Haute Autorité de Santé, versions 2010 et 2021

Ouvrages généraux, Dictionnaires

CANTO-SPERBER M. (Dir.) (2004). *Dictionnaire d'éthique et de philosophie morale, tome 2, 4ème édition.* Paris : PUF

CLEMENT E. (1994). *La Philosophie de A à Z.* Paris : Hatier

LAROUSSE (2013). *Dictionnaire.* Paris : Larousse

RAZAVI D., DELVAUX N. (1994). *Psycho-oncologie.* Paris : Masson

Autres ouvrages et articles

ABIVEN M. (1976). Laisser le malade venir à sa vérité. *Laennec*, 25 (2), 7-10

ALSINA C. (mars 2013). Plans de métro et réseaux neuronaux : la théorie des graphes, *coll. « Le monde est mathématique »*. Paris : Le Monde

BLOOM P. (20 mai 2013) à propos du livre « The Science of Evil : On Empathy and the Origins of Cruelty ». *The New Yorker*

BONNIN A, BROUSSOULOUX C, CONVARD JP. (1998). *Éthique et imagerie médicale.* Paris : Masson

CLARYSSE A. (1986). Cancer : dire la vérité ? *Revue médicale de Liège*, XI (17), 632-7

Collectif, (1986) Les soignants et la vérité. *JALMALV*, 7

Collectif. (2004). *Médecine et Justice : Face à la demande de mort, Rencontres du TGI de Paris.* Paris : Espace Ethique, APHP

DESCHAMPS D. (1995). La peur d'en parler. *JALMALV*, 41, 24-29

DOUESNARD S., CHAREST M.-C. (1993). La vérité n'appartient à personne. *Frontières*, 6 (1), 17-21

DUTIER A. (Août 2013). Réflexions sur la place des médecins spécialistes en médecine nucléaire dans le dispositif d'annonce en cancérologie. *Médecine Nucléaire*, 37 (8), 310–312

FAYE N., THIAM R. (2014) *Améliorer l'enseignement de la relation médecin-patient aux internes en imagerie médicale : étude nationale*

FOREST M-I., RAPIN C-H. (1995). Toute vérité n'est pas bonne à dire. *Cahiers médico-sociaux*, 39, 423-427

GENARDIERE (de la) C. (1989). Pour une modulation du dire, au lieu du tout ou rien. *Laennec*, 1, 2-5

HIRSCH E. (2005). Approches de la fin de vie et de la mort en réanimation. *Espace éthique, APHP*

ISRAEL J.-M. (juillet 2018). L'information du patient en Médecine nucléaire, dire et comprendre. Ed. L'Harmattan, Paris,

ISRAEL L. (1968). *Le médecin face au malade.* Bruxelles : Ch. Dessart

LEVINAS E. (1984). *Éthique et infini.* Paris : Le livre de Poche

OLLIVIER L, et al. (2009). *Patient experiences and preferences : development of practice guidelines in a cancer imaging department.* Cancer Imaging 9, 92–7.

PERGAMNICK D. (1985) *Contribution à l'étude du coût du cancer du col utérin.* Thèse de Doctorat en Médecine, Strasbourg I

RICŒUR P. (1990) *Soi-même comme un autre,* Paris : Le Seuil

RICOT J. (2013). *Du bon usage de la compassion.* Paris : PUF

SENRA A., PALMEIRO R., GARCIA-BLANCO P. (1988). Faut-il communiquer le diagnostic de cancer aux malades ? *Cancer*, 75, 517-522

STROBEL R. (1998). *Le vieil homme et la mort, Mémoire du D.U. de Psycho-oncologie*, Lyon

TONDEUR M, HAM H. (2000). Should nuclear medicine physicians give the results of radioisotope examinations directly to patients? *Nucl. Med. Commun.* 21, 781–3

Sites ou articles Internet

http//coaching-liempathie-harmony.jimdo.com
DECHIEVRE D. (avril 2006). Quelle différence entre empathie, sympathie et compassion ? *Psycho, communication, développement personnel,*

http//www.has-sante.fr/portail/jcms/c_272040/ (Mars 2000). *Information des patients*. Recommandations destinées aux médecins. Agence nationale d'accréditation et d'évaluation en santé

http//www.has-sante.fr/portail/jcms/c_698028/ (Février 2008). *Annoncer une mauvaise nouvelle.* Haute Autorité de Santé

http//www.larousse.fr
http//www.maieusthesie.com **GODEFROID N.** (25 XI 2000). *Les pièges de l'empathie*
http//www.web.ordre.medecin.fr/rapport/refusdesoins.pdf **BOUQUIER JJ**. (Janvier 2004). *Du droit au consentement au droit de refus de soins.* Conseil national de l'ordre des médecins

Table des matières

Structures éditoriales du groupe L'Harmattan

L'Harmattan Italie
Via degli Artisti, 15
10124 Torino
harmattan.italia@gmail.com

L'Harmattan Hongrie
Kossuth l. u. 14-16.
1053 Budapest
harmattan@harmattan.hu

L'Harmattan Sénégal
10 VDN en face Mermoz
BP 45034 Dakar-Fann
senharmattan@gmail.com

L'Harmattan Cameroun
TSINGA/FECAFOOT
BP 11486 Yaoundé
inkoukam@gmail.com

L'Harmattan Burkina Faso
Achille Somé – tengnule@hotmail.fr

L'Harmattan Guinée
Almamya, rue KA 028 OKB Agency
BP 3470 Conakry
harmattanguinee@yahoo.fr

L'Harmattan RDC
185, avenue Nyangwe
Commune de Lingwala – Kinshasa
matangilamusadila@yahoo.fr

L'Harmattan Congo
67, boulevard Denis-Sassou-N'Guesso
BP 2874 Brazzaville
harmattan.congo@yahoo.fr

L'Harmattan Mali
Sirakoro-Meguetana V31
Bamako
syllaka@yahoo.fr

L'Harmattan Togo
Djidjole – Lomé
Maison Amela
face EPP BATOME
ddamela@aol.com

L'Harmattan Côte d'Ivoire
Résidence Karl – Cité des Arts
Abidjan-Cocody
03 BP 1588 Abidjan
espace_harmattan.ci@hotmail.fr

L'Harmattan Algérie
22, rue Moulay-Mohamed
31000 Oran
info2@harmattan-algerie.com

L'Harmattan Maroc
5, rue Ferrane-Kouicha, Talaâ-Elkbira
Chrableyine, Fès-Médine
30000 Fès
harmattan.maroc@gmail.com

Nos librairies en France

Librairie internationale
16, rue des Écoles – 75005 Paris
librairie.internationale@harmattan.fr
01 40 46 79 11
www.librairieharmattan.com

Librairie l'Espace Harmattan
21 bis, rue des Écoles – 75005 Paris
librairie.espace@harmattan.fr
01 43 29 49 42

Lib. sciences humaines & histoire
21, rue des Écoles – 75005 Paris
librairie.sh@harmattan.fr
01 46 34 13 71
www.librairieharmattansh.com

Lib. Méditerranée & Moyen-Orient
7, rue des Carmes – 75005 Paris
librairie.mediterranee@harmattan.fr
01 43 29 71 15

Librairie Le Lucernaire
53, rue Notre-Dame-des-Champs – 75006 Paris
librairie@lucernaire.fr
01 42 22 67 13

www.ingramcontent.com/pod-product-compliance
Lightning Source LLC
LaVergne TN
LVHW051408061026
849535LV00009B/3430
* 9 7 8 2 1 4 0 2 5 3 7 4 4 *